歯科からはじめるアンチエイジング栄養学

森永宏喜・著
（千葉県・森永歯科医院　アメリカ・アンチエイジング医学会認定医）

デンタルダイヤモンド社

◆刊行にあたって

「全身の健康を維持するためには、口の中の状態を良好に保つことが大事」という認識は、医療関係者だけではなく世間一般にもかなり広まってきました。さらに、要介護やそれに近い状態の方への摂食嚥下指導や、栄養サポートへの取り組みも成果を上げつつあります。

しかし、その前段階の「元気な人を元気なまま、健康寿命を延ばしていく」という意味での栄養の問題、とくに「分子レベルでの栄養素の振る舞い」という視点はまだ十分とはいえません。

2017〜2018年にかけて、私は月刊デンタルダイヤモンド誌に「歯科から始めるアンチエイジング栄養学」と「続・歯科から始めるアンチエイジング栄養学」を連載させていただきました。そのときにも心がけていたのは、「生化学や生理学の難しい表現はできるだけ避け、先生方はもちろんコ・デンタルの皆様にも読んでもらえる内容にする」ということでした。「歯科での栄養療法はチームで行うことが不可欠」という確信をもっているからです。

本書の目的は、連載でお伝えしきれなかった部分を加筆し、よりわかりやすい記述をすることで歯科領域での分子栄養学の可能性を広く伝え、アンチエイジング実現のための実践に繋げていただくことです。日々の臨床はとても忙しいと思いますが、その合間に気軽に目を通していただければうれしいかぎりです。

刊行にあたり、連載段階から多大なご支援をいただいたデンタルダイヤモンド社編集部の皆様、多忙な診療の合間をぬって執筆に協力してくれた森永歯科医院のスタッフに深謝いたします。

アメリカ・アンチエイジング医学会（A4M）認定医　森永宏喜

CONTENTS

◎表紙デザイン・金子俊樹

【第 1 章】
アンチエイジング栄養学概論

1 歯科とアンチエイジング

● なぜ口腔の悪化を阻止できないのか

　私は各地での講演や学術誌への投稿などで、「分子レベルでの評価に基づく栄養指導・生活指導を、歯科臨床に取り入れてほしい」と、繰り返しアピールしてきました。歯科関係者にはまだまだ馴染みの深い分野とはいえず、必ずしもすべての機会でよい反応をいただけたわけではありません。しかし、関心を示して下さる方は確実に増えてきたように思います。

　もちろん、私も最初から「食事と栄養」に着目していたわけではありません。う蝕や義歯、歯周病などの一般的な歯科治療になぜ「食事・栄養」をプラスすることが必要と考えるようになったのかは、開業してもうすぐ25年になる私自身の臨床経験が影響しているといえるでしょう。

● おつき合いが長くなると見えてくるもの

　最近は、定期的に歯科医院に通う方が増えてきました。以前からう蝕や歯周病の「早期発見・早期治療」はいわれてきましたが、さらに一歩進んで「お口の中の状態を良好に保つために、痛くないときこそ歯科に通う」と考える方が増えてきたのは、とてもうれしいことです。

　当院は地域性もあり、大半の患者さんが長い期間通院してくださっていて、初診が20年以上前の方も珍しくありません。必然的に自分が行った治療の経過を追っていくことになり、治療後1〜2年ではわからなかったことが5年、10年と経過するに従い、いろいろと見えてくるようになります。

　治療終了時は自分でも「結構いけるんじゃないか」と思い、また、患者さん本人も定期健診やお手入れにそれなりに時間と労力を使ってきた症例が、10年後には非常に難しい状態となる。そして、術者、患者双方とも肩を落とさざるを得ないという状況も、残念ながら経験しました。

　その一方で、同じようなケースが20年以上まったく問題なく経過していることも目の当たりにするわけです。「先生に治療してもらって、ホントによかった」と感謝していただいてうれしい半面、何かスッキリしない

ところが残るのも事実でした。

　開業・勤務を問わず、定期管理型の医院でう蝕や歯周病の予防・治療に長年取り組んでいると、治療終了の時点では似たような状態の患者さんでも、その後の経過に大きな違いが出てくるケースを経験する先生も少なくないのではないでしょうか。

　なぜ、このような差が生まれるのでしょうか。もちろん、「別の治療法があったかも」と考えられるケースもあることでしょう。しかし、症例の予後を左右する大きな因子の一つに「食と栄養・生活習慣」があると気づくようになったのは、必然だったように思います。

◉百寿者が普通にいる未来

　100歳以上の高齢者（百寿者）の数は、老人福祉法が制定された1963年（昭和38年）には全国でわずか153人でしたが、1981年（昭和56年）に千人、1998年（平成10年）に1万人を超えました。2012年（平成24年）には5万人を上回り、2018年時点で67,824人（前年比＋2,132人）となっています。同年の100歳のお祝いである百歳高齢者表彰の対象者は32,097人に達し、内閣総理大臣から贈られる記念品の銀杯は、かつて純銀製だったものが、人数の激増に伴い2016年からは銀メッキ製に変更されたほどです。つまり、いまや百寿者に代表される超高齢者は「世にも稀有な存在」などではなく、社会のなかで共生してゆく普通の存在になりつつあるということですし、また、社会はそういうシステムを構築していかなければならない時代になったということでもあります。そのために必要なことは多岐にわたりますが、なかでも大きな課題が「健康寿命の延伸」です。

◉「健康寿命」の延伸は国家の生命線

　日本人の平均寿命は、男性 80.98 歳、女性 87.14 歳（2016年厚労省）と、世界でもトップクラスです。「人生90年」といっても大げさではない状況です。

　もちろん、長生きできるのはとてもすばらしいことです。でも、それは健康であってこそではないでしょうか。もし、病気や後遺症などで寝

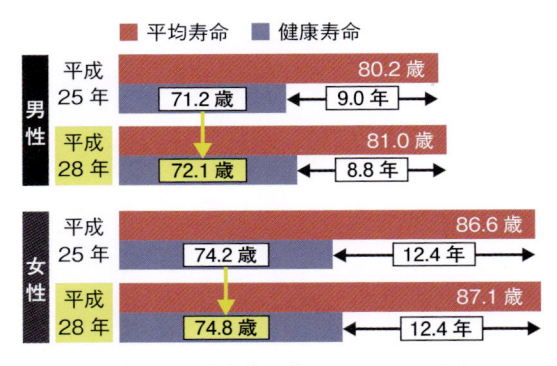

図❶　平均寿命と健康寿命の差（厚生労働省研究班による国民生活基礎調査からの推計より）

たきりの生活になったり、認知症などで自立が困難になったりしたら、いくら長生きしても、人生を楽しめなくなってしまいます。

　最近「健康寿命」という言葉をよく聞くようになりました。これは、心身ともに自立し、活動的に生活できる健康な状態での生存期間のことで、男性は 72.1 歳、女性は 74.8 歳という数字が出ています（**図 1**）。

　つまり、健康寿命と平均寿命との間に、大きな差があるのです。この数字からは、男性で約 9 年、女性は 12 年以上もの間、健康を害し自立できない生活を送らざるを得ない、"不健康な晩年"が待っていることがわかります。

　できれば、年を重ねても福祉や介護に依存することなく、自立した生活を営めて、毎日生きがいをもって前向きに人生を楽しんでいけるような晩年を目指したいものです。医療、福祉、経済などの面からも、これを達成させることが急務といえるでしょう。

◉元気な高齢者は、医療費を使わない

　「でも健康寿命が延びたら、本当に医療費は減るのだろうか？」という疑問を、あなたはもつかもしれませんね。でもご安心ください。厚労省が平成30年4月に発表した都道府県別の健康寿命と医療費のデータによると、健康寿命上位5県（平均寿命83.8年、健康寿命73.7年）と下位5県（平均寿命83.8年、健康寿命72.0年）の医療費はそれぞれ、2,516万円、2,961万円となっていて15％もの差があります。上位と下位それぞれ10

【上位5県・下位5県の比較】

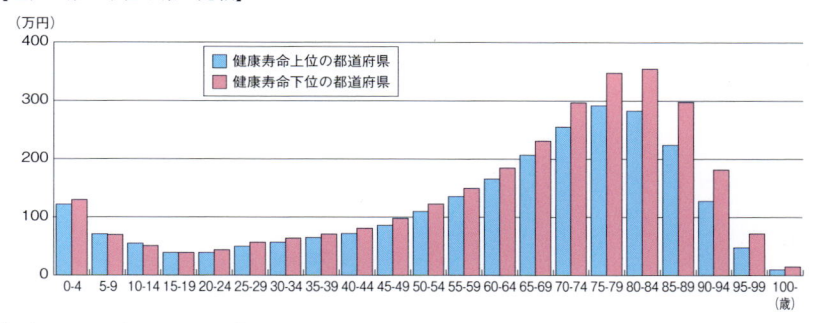

【上位10県・下位10県の比較】

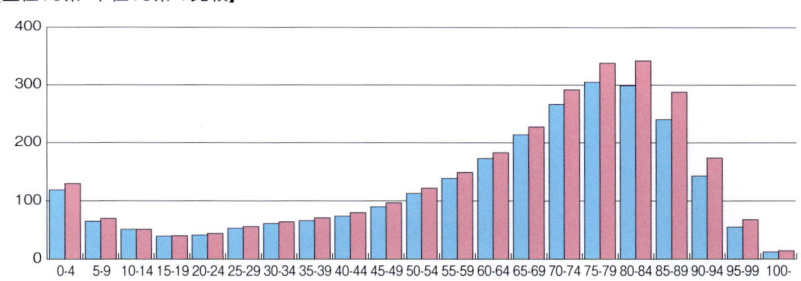

【上位23県・下位23県の比較】

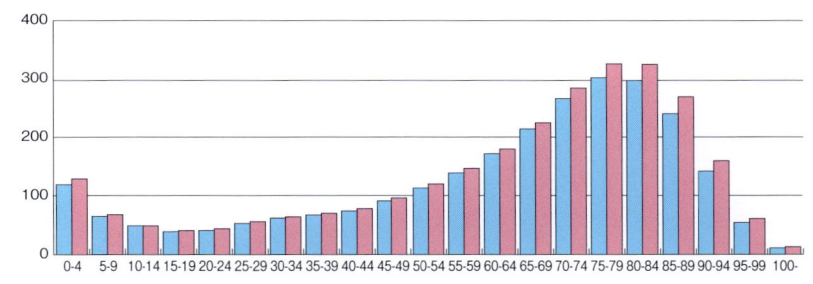

図❷　健康寿命と生涯医療費について（第111回厚労省社会保障審議会〔医療保険部会〕資料より）。生涯医療費は、健康寿命上位の都道府県のほうが、下位の都道府県と比較して低くなっている

県、23県の比較でも同様に9.8％、6.9％の差があり、「健康寿命延伸が医療経済の破綻を防ぐ切り札」ということがしっかりと立証されています（図2）。

●「元気で長寿を享受する」とは

　「アンチエイジング」というと「年齢に逆らったような見た目に執着し、

無理やり若返ろうとする」といったニュアンスでみている方が、一般・医療従事者を問わず、まだまだ多いように感じます。

ところが抗加齢医学の専門家の間では、まったく違うとらえ方をされています。「見た目」は重要な一分野ではあるものの、中心というわけではありません。

国内で最大のアンチエイジング医学の学術団体である日本抗加齢医学会の「抗加齢医学の定義」は、次のようになっています。

"元気で長寿を享受することを目指す理論的・実践的科学"

ここでいう「元気」と「長寿」は、特定の意味を含んでいます。

多少の病気があって病院にかかっていたとしても、その疾患がコントロールされていて日常生活に不自由がなく、楽しく、ゴキゲンに毎日を過ごしている、それが「元気」です。

そして本人はもちろん、家族など周囲、そして地域や社会全体でそれを喜べる状況、それを「長寿」といいます（図3）。それは単一の臓器の機能だけでは実現できるものではなく、認知機能を含めた身体全体が年齢に見合ってアンバランスなく機能していることが求められますし、そのような個人を支える社会システムのあり方も問われることになります。

ですからこの状態は、従来から誤解されがちな「アンチエイジング」という呼び方ではなく「ウェルエイジング」、「ハッピーエイジング」などと言い換えたほうが、わかりやすいかもしれませんね。抗加齢医学とは、とても幅広い分野のテーマを考える学問なのです。

そして近年、口腔の機能を良好に保つことが、生活習慣・食習慣と相まって、全身の健康維持に深くかかわっているという研究成果が国内外で次々とあきらかになりました。しかも異常が現れる前の「未病」状態で歯科が関与すれば、病気の発症を未然に防げる見込みが大きいのです。

たとえ話でいえば、崖の下に落ちてしまった人を救出するには多くの人の助けが必要ですが、崖から落ちないように手を差しのべるなら、それほどの人数は必要ありませんよね（図4）。要介護状態に陥りつつある

「元気で長寿を享受する」とは、単に寿命を延長し高齢生存率を引き上げるのではなく、寿命を最後までよい状態でまっとうすること、すなわち健康寿命＝寿命の実現を意味する

元気	長寿	実践的科学
◎たとえ病気をもっていてもよい ◎人生の目標と生きがいが元気の源 ◎精神的にも前向きで希望をもって暮らしていること	◎長く元気で心楽しく暮らすことを長寿という ◎高齢者ほど心の健康が重要になる ◎長寿と喜べる環境づくり（国と人）が必要である	◎アンチエイジングは単なる科学ではない ◎最終目標は実践である ◎アンチエイジング医学はそれを支える科学である

図❸　日本抗加齢医学会が目指す「抗加齢医学」の定義（日本抗加齢医学会Webサイトより引用改変）

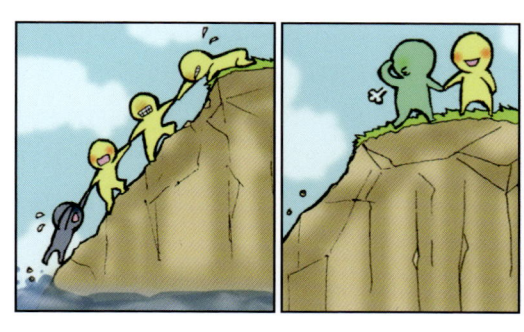

図❹　転落した人を助け上げるのはたいへんな労力がかかる（左）。落ちないように心がけるほうがずっと楽（右）。健康寿命を維持する予防医学の価値も同じ

　人の健康寿命を回復させるには多くの人的・経済的資源が必要になりますが、「健康寿命をどう延ばしていくか」を考え、その対策を実践するほうが、労力はずっと少なくてすむわけです。歯科はそこに、大いに関与できるのです。

　それはたとえば、就寝前の歯磨きや、毎日のデンタルフロスを使ったケアと死亡率との関係を調べた研究[1]にも示されています。

　5,611人の高齢者を平均9年間にわたって調査した結果、就寝前に歯磨きをする人に比べ、まったくしない人は20〜35％も死亡リスクが上昇したといいます。また、デンタルフロスを毎日使う人と比べて、まったく使わない人は30％も死亡リスクが高くなりました。さらに、2〜3ヵ月に一度歯科を受診する人と比較して、まったく受診しない人は30〜

50%死亡リスクが高くなったそうです。口腔のセルフケア・プロフェッショナルケアが寿命に大きく影響することがうかがえます。

　わが国の医療・福祉政策もこの方向に大きく舵を切りつつあり、「歯科が健康の門番（ゲートキーパー）として最適」という潮流は、これからますます加速していくのではないかと思います。

　そしてさらに大事なのは、その理論に支えられた「実践」です。理論が整っても実行できなければ、それはしょせん「絵に描いた餅」にすぎません。抗加齢医学が「理論的・実践的科学」と定義されるのはこのためですが、この「実践」がいちばんのネックになっている場合も少なくありません。

　私たちアンチエイジング医療に携わるものは、医学的にも心理的にも、そして経済的にも、健康寿命を保つための「実践のハードル」を下げていく努力をする必要があります。そのためには医療従事者間で診療科の枠にとらわれず連携していく必要がありますし、行政・地域社会への情報提供も必要です。それとともに、医療関連のメーカー・業者さんとも役割分担をしつつ、進めていく必要があるでしょう。

◉「実践の継続」をサポートしていく責任がある
──アンチエイジングのバスに乗ろう！

　私はアンチエイジングを実現する行動を「長距離バス」にたとえることがよくあります。「病的でない、バランスのとれた穏やかな老化」を実現するには食習慣や運動習慣など、日々の実践を長期間にわたり継続することが不可欠となります。旅行にたとえるなら航空機や新幹線を使った忙しい移動ではなく、年単位で続く長い旅路です。昔ならば大陸横断の遥かなる旅をした隊商（キャラバン）、現代ならば昼夜を徹して走る長距離バスといったところでしょう（図5）。

　アンチエイジングへ旅立つバスには、誰でも、いつでも乗ることができます。それなのに大多数の人はバスが発車するのをボンヤリと眺めているだけですし、せっかく乗り込んでも途中下車してしまう人も少なくありません。ナビゲータとなって乗車を促したり、ルート案内をする役割に、私たち歯科関係者は最適任なのではないでしょうか。

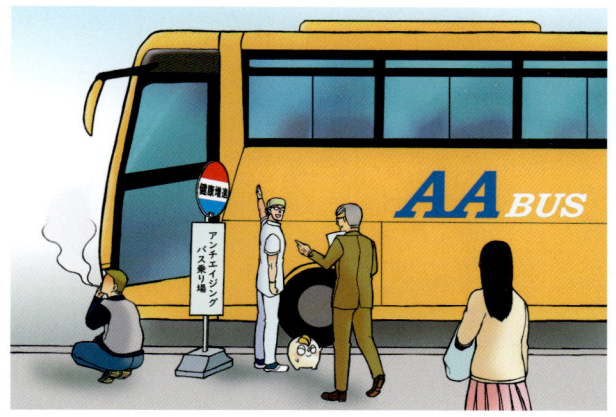

図❺　アンチエイジングのバスに乗ろう！

◉慢性炎症のコントロールが運命を決める

　この本を手にとっていただいているあなたは、歯周病と糖尿病の深い関係についてはご存じだと思います。糖尿病が悪化すると歯周病の改善が困難となり、歯周病の進行が糖尿病の進展に影響することは医療関係者でなくても知っている人が増えています。

　この２つの疾患を結びつけるキーワードは、強い症状を伴う急性の炎症ではなく「弱く自覚症状に乏しい、しかし長く続く慢性炎症」です。最新の抗加齢医学の成果では、この慢性炎症が健康寿命を大きく左右する認知症やがん、脳卒中、心疾患などの生活習慣病の発症・悪化と深くかかわることがわかってきています。そして、アンチエイジング医学で日本の一歩先を行くアメリカで情報収集をしていると、根尖性歯周炎を含めた歯周組織の慢性炎症のコントロールは非常に重要なポイントというのが、「ほぼ常識」とされつつあるのが実感できるのです。

◉歯科はメタボリック・ドミノの最上流

　「ドミノ倒し」はみなさんご存じだと思います。「ギネス記録に挑戦！」などの企画も、時おりテレビ放映されるほどの人気がありますね。

　最初の１枚が倒れることで、最終的には驚くほどたくさんのドミノが倒れる痛快さは何度見ても見飽きないものですが、決して倒れてほしくないドミノもあることをご存じでしょうか？　それが「メタボリック・ド

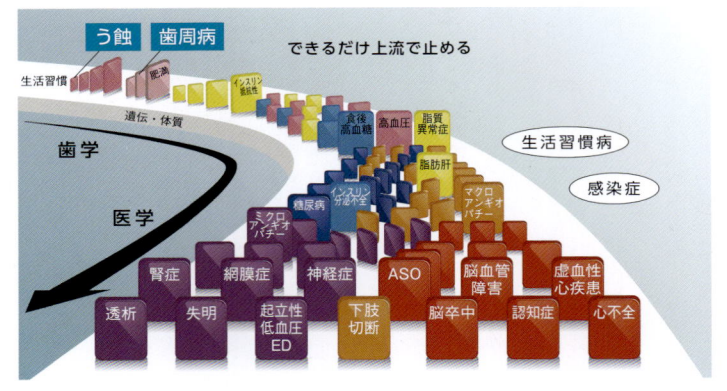

図❺　メタボリック・ドミノ（参考文献[2]より引用改変）

ミノ」です（図5）。

　ドミノの下流、最前列には脳卒中や心不全、失明や透析など「健康寿命」を決定的に失う疾患が並んでいます。でももちろん、ドミノ倒しですから最初からこれらのドミノが倒れる、つまり、一足飛びにこのような病気にかかるわけではありません。それまでにはもっと軽い病気や、将来起こり得る深刻な事態とはまるで結びつかないような、ほんの小さな異常が生じているわけです。

　ドミノが倒れるのを止めようとしたら、どこでアクションを起こすでしょう？　下流に行けば行くほど、連鎖を止めるのは困難を極めますよね。賢明なあなたなら、上流で止めようとするはずです。実は、その最上流には、食生活や生活習慣の偏りや乱れがあり、そこから生じるう蝕や歯周病が位置していると考えられています。つまりう蝕や歯周病を防ぐようなアプローチが生活習慣病の予防や悪化防止に繋がり、最終的には健康寿命を延ばすことが可能になるといえます。予防医学の観点で考えると、歯科は「メタボリック・ドミノの最上流」ということになるのです。

◉歯科臨床と生化学をリンクさせる

　私は後述する「オーソモレキュラー栄養療法」を臨床に取り入れています。生体を細胞の集合体として考え、栄養不足によって細胞の機能が乱れていれば、それを補うことで正常な状態に近づけ、未病を改善したり最適な健康状態（オプティマル・ヘルス）を目指しているのです。そこで

は必ずしも必須ではありませんが、患者さんの病気だけではなく、「健康レベルの評価」に血液検査などのデータを参考にすることが多くあります。

当然のことですが、患者さんの健康状態はそれぞれに異なり、健康寿命を延ばすための手段はそれに大きく左右されます。ある方には強く勧められる方法が、別の方には禁忌の場合も当然あります。つまり、個人の状態をしっかり把握し、オーダーメイドのレシピを提供する「個別化医療」が求められることになります。

そのための情報収集は、問診による既往症や現病歴の把握にはじまり多岐にわたりますが、なかでも血液・尿などの臨床検査データは、非常に多くの情報をもたらしてくれます。これまでの歯科臨床では、これらのデータは口腔外科など侵襲的治療を行う場合の「確認・留意事項」として考えられていましたが、オーソモレキュラー的な考え方をすれば、「歯科から始まる健康寿命の延伸」のための重要な情報を与えてくれるものといえます。

各データを生化学的な見方をすることで、体内での栄養素の動態、代謝を解析し、問題があると考えられれば、それを改善する対策をとっていきます。そのターゲットとして、喫煙・睡眠などの生活習慣があるのはもちろんですが、なかでも「食事・栄養」が非常に重要なものと考えられるのです。

「生化学なんて学生時代に試験勉強して以来、縁がないよ……」、そう思われた方も多いかも知れません。

実をいうと、私もそうでした。でも、一見無味乾燥に思えた生化学の知識が、実際の臨床と結びついて患者さんの改善をみたときの感動を味わうと、もうそれは忘れることができません。「あまり馴染みのない話だなあ」とあなたは思われるかも知れませんが、ぜひ興味をもっていただけたらと思います。

【参考文献】
1) Paganini-Hill A, White SC et al.: Dental health behaviors, dentition, and mortality in the elderly: the leisure world cohort study. J Aging Res, 156061, 2011.
2) 伊藤 裕:メタボリックドミノとは―生活習慣病の新しいとらえ方. 日本臨床, 61(10): 1837-1843, 2003.

2 オーソモレキュラー栄養療法って、なに？──キーワードは「至適量」

◉こんな症状、思い当たりませんか？

患者さんの口腔内を診察していて、こんなケースは思い当たりませんか？

- ブラッシングはまずまず丁寧にしている、砂糖も多く摂っていないのに、なぜかBOPやクリーニング時の歯肉出血が多い
- 口内炎のできる頻度が非常に高い
- 健常者なのに食物を嚥下しにくい、錠剤が飲めない
- 高齢者で問題なさそうな義歯なのに、調整が異常に長引く

これらの症状は栄養とはあまり関係なさそうに思えますが、実は特定の栄養素不足のサインである場合があり、補充をすることで驚くほどの効果を示すことがあります。他の治療法がうまくいかない場合には考慮する価値があるといえるでしょう。どの栄養素が不足しているかの回答は、2章以降を読み進めていただければわかります。

◉分子レベルで細胞の機能を考える

オーソモレキュラー医学（Orthomolecular medicine）は、ノーベル化学賞・平和賞を受賞したアメリカ人科学者のライナス・ポーリング博士が1968年に初めて使った言葉で、分子（Molecule）を整える（Ortho）医学（Medicine）という意味が込められています。

より具体的には、「身体（脳）の中にある分子（栄養素）を最適な量（Optimal Dose）に整えることで組織（臓器）や細胞の機能を向上させ、病態を改善させる治療法」という表現もできるでしょう。薬剤だけを用いるのではなく、栄養素を使って病態を改善しよう、あるいは最適な健康状態（Optimal Health）を獲得しようという医学なのです。

◉「推奨量」と「必要量」、なぜミスマッチが起きる？

健康を維持するのに、食事からの栄養素摂取が不可欠なことを否定す

る人はいないと思います。不足した場合の端的な例が欠乏症で、ビタミンA欠乏の「夜盲症」、ビタミンB1欠乏の脚気、ビタミンC欠乏の壊血病、ビタミンD欠乏のくる病などが代表的です。実は、多くのビタミンが発見されたのは欠乏症の研究の結果という事実もあります。

　厚労省の「日本人の食事摂取基準2015年版」で定められた推奨量（RDA）は、ビタミンCの場合、成人で100mg／日前後です。その対象は「一部保健指導レベルを含む健康な個人並びに集団」となっており、その量は欠乏症を防ぐのはもちろん「生活習慣病の発症予防とともに、重症化予防のためのもの」とされています。

　では、すべての人がこの量を摂取していれば問題はないのでしょうか。心身ともにまったく健康な方がそれを維持するためであれば、RDAはよい指標となると思います。しかし、あなたが日々の歯科臨床で接している患者さんたちはどうでしょう？　内科などにも通院しているのは普通のことですし、「人間ドックで引っかかってしまった」というような方も珍しくないですよね。「心身ともにまったく健康」というような方の割合は、決して大きくないと思われます。

　もしも何らかの不調を抱えている場合、それを改善するための栄養素の必要量は、良い状態を維持するための量とはまったく違ってきます。また、臨床的に病態が存在しても、それが自覚されていない場合も多く、必要な栄養素の量が実際の摂取量とミスマッチを起こしていることは珍しくありません。オーソモレキュラー栄養療法は、そこに着目しているということになります。

◉必要な栄養素に個人差が生まれる理由

　必要な栄養素に個人差が生まれる理由を、歯周病とビタミンCを例にしてお話しましょう。

　歯周病があるとビタミンCの血中濃度が低下するという報告[1]は多数あり、また、歯肉溝滲出液の抗酸化力が有意に低下するとの報告[2]があります。また、インプラント周囲炎があると唾液中のビタミンC濃度が低下するという調査結果[3]もみられます。

後で詳しくお話ししますが、ビタミンCは炎症によって生じる「酸化ストレス」を打ち消す作用があります。また、歯周組織を構成するコラーゲンの合成にも不可欠なのに加え、歯周病原細菌に対抗する免疫細胞の機能にも必須の栄養素です。そのため口腔領域に感染がある場合、ビタミンCの需要は「所要量」よりははるかに大きくなっていると考えられ、通常の食事からの摂取ではビタミンCの必要量をまかなえていない可能性が考えられます。体内の状況によって必要な栄養素の量は、大きく変わることを示しています。

●知れば納得、「臓器特異性」

　「水溶性ビタミンはすぐに尿中に排泄されてしまうから、必要以上に多く摂っても意味がない」

　あなたはもしかすると、そうお考えではありませんか？　一般の皆様はもちろんのこと、医療関係者であってもそう信じている方は少なくありません。でも実は、これは栄養素についての大きな誤解のひとつなのです。

　40年以上も前の古いものですが、モルモットに放射性炭素でラベリングしたビタミンCを経口摂取させ、6日後に測定したという研究[4]があります（図1）。その結果、中枢神経・下垂体・唾液腺・精巣・胸腺・網膜・水晶体などに高い濃度で集積がみられました。水溶性ビタミンであるビタミンCが摂取後すみやかに排泄されてしまうなら、6日後にはすっかりなくなって検出されないはずです。ところが特定の臓器には高い濃度で残っています。モルモットはヒトと同じく体内でビタミンCの合成はできませんから、他の臓器にビタミンCはほんの少量しか存在していないことになります。

　これが何を意味するのかといえば、「需要が大きい臓器に栄養素は集結する」ということです。たとえば、糖尿病による網膜の変性（糖尿病性網膜症）の防止には、最も代表的な抗酸化物質であるビタミンCがとても重要ですし、免疫細胞が集中する胸腺もビタミンC需要が盛んです。そして唾液腺も酸化ストレスに弱いことが知られていますので、ビタミンC

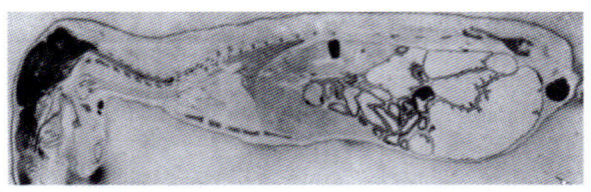
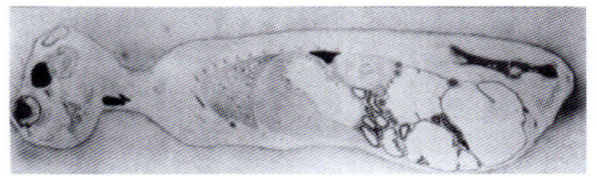

図❶　♂モルモットに放射性炭素でラベリングしたビタミンC
を経口摂取させ、6日後に測定。中枢神経・下垂体・唾液腺・
精巣・胸腺・網膜・水晶体に集積がみられる（上：正中断面、下：
眼球での縦断面）（参考文献[4]より引用）

を多く必要とするのです。もちろん、美肌のためのコラーゲン合成など
にもビタミンCは欠かせませんが、生命活動をスムーズに維持していく
うえでの優先順位は低く、皮膚には集積していないということになります。
　ですから、不調を抱えている臓器にはその臓器特有の不足している栄
養素があり（これを栄養素の臓器特異性といいます）、ターゲットを絞っ
て十分な量を供給する必要があるのです。

◉ドーズ・レスポンス

　不調を改善するために必要な栄養素の量は、単純な比例関係ではあり
ません。ある時点までは自覚症状も検査所見もほとんど改善しませんが、
そこを超えると急速に効果がみられることが多くなります。細胞レベル
のデータでみると、コラーゲンの合成量はビタミンCがある一定濃度を
超えると急速に高まり、その後はほぼ一定レベルとなります（図2）。
　この「ドーズ・レスポンス」と呼ばれる現象は個人差が大きく、一律な
基準を当てはめることが困難です。必要な摂取量は、次にお話しする「栄
養素の吸収」の問題と相まって個人差が現れてきます。ですから、症状や
検査データの推移を確認しながら摂取量を見直していく必要があります

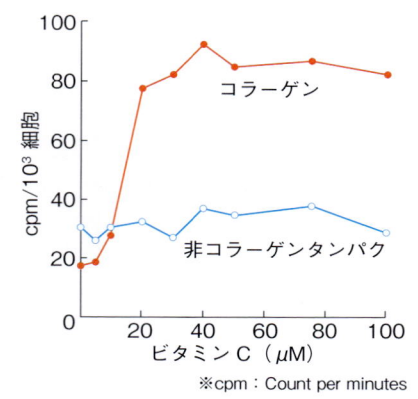

図❷ 　ドーズ・レスポンスの一例（参考文献[5]）より引用改変）。ヒト皮膚線維芽細胞のビタミンC（VC）濃度によるタンパク合成量。非コラーゲンタンパクの合成量はVC濃度によらずほぼ一定だが、コラーゲンの合成はVCがある量を超えると急速に増大し、その後ほぼ一定となる

が、ほとんどの場合、その「最適な量」は一般的な所要量よりはるかに多くなるのが普通です。

◉吸収能力を左右するもの

　摂取した食物は消化管粘膜を介して吸収され、身体の各組織に運ばれて利用されますが、もちろんそのままの形で取り入れられるのではなく、消化という過程が不可欠です。この消化・吸収の能力は、まず口腔での咀嚼機能に左右されますし、消化酵素の分泌能力も大きくかかわります。たとえば、小腸でタンパク質を吸収するためのタンパク質分解酵素自体がタンパク質ですし、脂質を水になじむ形にして吸収を容易にする「乳化」というプロセスには肝臓で作られる胆汁酸が必要ですが、これも脂質の一種コレステロールが原料です。

　ですから、タンパク質も脂質もその摂取が不足すれば、ますます吸収が困難になるという悪循環に陥ります。

　また、腸内環境の良否も消化・吸収を左右します。善玉菌が減り悪玉菌が増えているといった腸内の細菌バランスが崩れている場合には、腸管の上皮細胞の健全性が損なわれ、消化吸収能力も落ちてしまうのです。

このように栄養素を体内に取り入れる力が落ちている場合には、治療の初期段階からやみくもに多量のタンパク質・脂質を摂取するような食事指導をしたり、サプリメントを多量に摂取したりしても消化不良・吸収不良を起こし、不調の改善をかえって妨げることになりかねません。

　以上のような理由から、オーソモレキュラー療法では治療のために補充が必要な栄養素の種類と量は個人ごとに、また病態ごとに異なると考えます。同じ患者さんであっても、臨床症状や血液・尿などの検査データからその時点で必要な栄養素の種類と量は同じではありません。そして、その量は「所要量」よりはかなり多くなるのが普通ですし、一つの代謝経路をスムーズに流すためには、通常複数の栄養素を必要としますので、多種類を組み合わせて摂取する必要があるのです。

●オーソモレキュラーでの核となる考え方

　一部繰り返しとなりますが、オーソモレキュラー栄養療法でいちばん大事な考え方は、「単に欠乏症を避けるためではなく、病態や不調を改善するために十分な種類と量の栄養素を摂取する」ということです。この十分な量のことを「至適量（Optimal Dose）」と呼びます。それは個人ごとにも異なりますし、また同じ個人でも病態の改善度合いによって変化していきます。

　たとえば、ビタミンCであれば欠乏症である壊血病の防止には100mg／日程度で十分ですが、風邪の予防や美肌目的で使いたいのであれば1日あたり2,000〜3,000mgは必要といわれています（**表1**）。また、がんの補助療法としてもビタミンCは効果が認められていますが、その用途では時に100ｇ（100,000mg）ものビタミンCを点滴静注します。つまり、改善を目的とする病態ごとに、最適な栄養素の量は一律ではないということです。

表❶　至適量（Optimal Dose）の一例。ビタミンCの場合

所要量（壊血病予防）	100mg／日
風邪予防・美肌	3,000mg／日
がん補助療法（点滴）	100,000mg／日

●検査の「基準値」のカラクリ

　体調不良を抱えて病院を受診し、各種検査をしても「異常なし」と診断され、それでも納得できず栄養療法の門を叩き、治療の結果改善に向かう方がいらっしゃいます。一体それはどういうことなのでしょうか？

　オーソモレキュラー栄養療法では、臨床症状だけでなく、血液検査の数値から栄養素の過不足や代謝の良否を判断します。この血液検査データを解釈するプロセスを頭に入れると、生体の恒常性を維持するメカニズムを生化学的に理解する糸口を摑むことができます。

　血液検査における基準値は、「健常者と思われる母集団」から得られた測定値の分布のうち、95％が入る区間を表しています。ですから、基準値内に入っていても「正常」であるとはかぎりませんし、外れているから「必ず異常」ということでもありません。これは一般向けの臨床検査の本にも書かれていることなのですが、日常的な検査データの解釈は、そのような基準値から「問題があるかないか」の機械的な判断がされているのが現状です（**図３**）。

　しかも、この「基準値」は各臨床検査会社によって若干の差がありますが、それには特殊な事情があります。この基準値は大規模な疫学調査などのデータをもとにしたものではなく、多くの場合、その検査会社の社員が母集団になっているというのです。

　検査会社の多くは中小企業ですから、当然母集団の総数は大きくなく、年齢構成なども日本国民の実態を反映しているか疑わしいといえるでしょう。

　また、これとは対照的な事情で基準値が決定されている場合もあります。脂質関係の基準値の一部は主要関連学会のガイドラインによって、検査会社を問わず一律に決められていますが、そのガイドライン自体が他の学会から修正の提言を受けていて、定説が得られているとは言い難い状態です。

　ですから、「基準値」の範囲内かどうかで健康・不健康を考えてよいのか、疑念をもたざるを得ない状況といえるのではないでしょうか。

　オーソモレキュラー栄養療法での検査データ解析は、このような事実

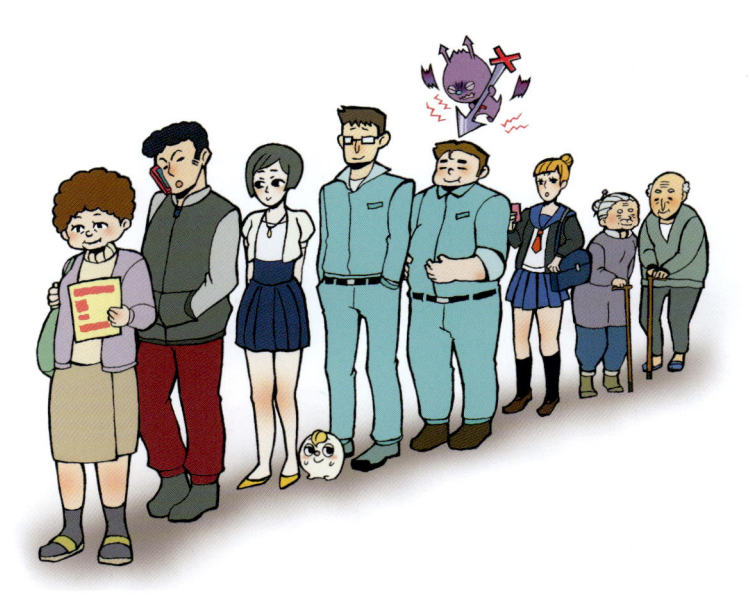

図❸ 「基準値」は単純に線引きできるものではなく、外れていても病気でなかったり、範囲内であっても病気だったりすることもある

を踏まえ、「生体恒常性を整えるには」という観点で総合的な解釈をすることになります。ですから、具体的な数値の評価は一般的な解釈とは異なることも珍しくありません。たとえば、オーソモレキュラー的に望ましいとされるフェリチン（貯蔵鉄量の目安）の値は100ng/dL以上ですが、女性の健常者とされる母集団には、鉄が欠乏している可能性が高い有経女性が高確率で含まれるため、基準値の上限はそれよりもずっと低く設定されている、などの例があります。

　ですから、先ほどもお話ししたように体調不良を抱えながら「病院で調べてもらったけど、検査は異常なしだった」という方が少なくありません。「それはどうしてなのか」という点を来院者にわかりやすく情報提供する必要があります。たとえば、「病気かどうかを判断しているわけではありません。病気の芽を摘む、あるいはより健康になり、アンチエイジングを実現するためのデータの解釈です」というような説明をすることが多くなります。また、たとえばアルカリフォスファターゼ（ALP）のように個

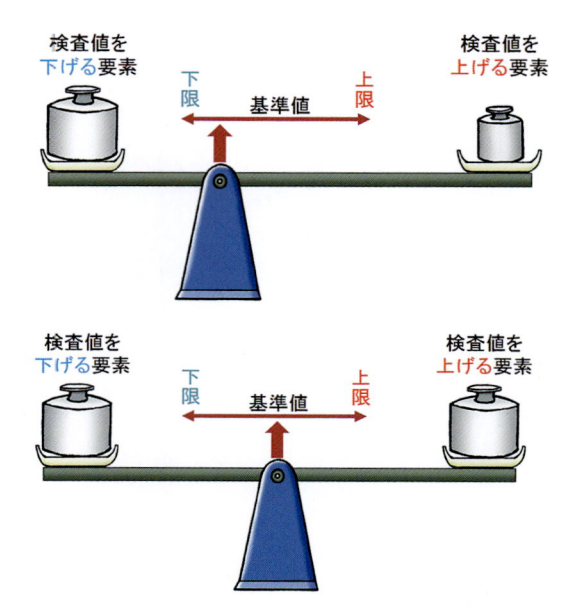

図❹　上げる要素と下げる要素
数値を変動させる要素には栄養素の摂取不足、代謝不良、炎症、酸化ストレス、脱水など多くあり、その状況は多数の検査値から総合的に判断することになる。下げる要素と上げる要素がともに大きい場合は、臨床症状があるにもかかわらず、見かけ上理想的な数値を示すこともある

人差が大きい項目もあり、絶対値だけではなく経時的な変化を評価していく必要があります。

◉上げる要素と下げる要素

　検査データの解釈をするうえで、とても大事なポイントがあります。ある時点での検査数値は、それを上昇させる要因と、低下させる因子が相互に、また複雑に絡みあって示されている場合が多いという点です（図4）。

　ですから、初回の検査数値が栄養素の過不足の実態を反映していなかったり、食事指導や栄養療法に取り組んだ当初は、数値が通常想定される変化と正反対の動きをしたりすることも珍しくないことになります。データ解析をしていくうえで簡単ではない点なのですが、その仕組みを理

	歯周治療前	歯周治療後（約7週後）
BMI（kg／㎡）	21.8	21.3
体脂肪率（%）	20.5	19.6
hsCRP（mg／dL）	0.07	0.05
網状赤血球（‰）	11	10
総タンパク（g／dL）	7.3	7
アルブミン（g／dL）	4.5	4.3
Red Complex合計※	619,000	1

※リアルタイムPCR法による

図❺　検査データの一見矛盾する変化
歯周治療によってRed Complexは減少し、高感度（hs）CRPや網状赤血球のデータから、全身的な慢性炎症は減少傾向にあるとわかる。炎症の存在は血清総タンパクやアルブミンの上昇因子となるため、タンパク質の補充を増やしたにもかかわらず、治療後には減少したようにみえる。治療後のデータがむしろ本来の数値に近いものと思われる。カウンセリングにて十分な説明が必要である

解すると、数値の変化がある程度予想できるようになり、2回目以降の検査で患者さんに説明することで信頼を得ることができます（図5）。

　栄養素の種類と量の選択は、症状や経過などからある程度推測することは十分可能ですし、実際その対策をとることで驚くほどの効果を示す場合もあります。そして血液検査、尿検査などの生化学的なデータがあれば、より正確な検討が可能となるのはいうまでもありません。「必要な栄養素を、適切なタイミングで十分な量用いる」ことで、「積極的な治療」の一手段として期待することができるといえます。

●食事で解決が理想だが

　ではさまざまな不調や未病の状態を栄養の面から解決しようとしたとき、あなたならまず何から手をつけますか？

　「食事を変えることを考えます」というお答えなら、模範解答ですね。食物だけで栄養の問題が解決できることが理想ですし、まずはそれを目指して食事内容や生活習慣などを見直すことは欠かせません。しかし、ターゲットを絞って「至適量」の栄養素を摂取し治療効果を上げようとすると、食事だけでそれを確保するのは至難の業です。良質のサプリメントを加えることで十分な量の栄養素を補うのが現実的な解決策となります。

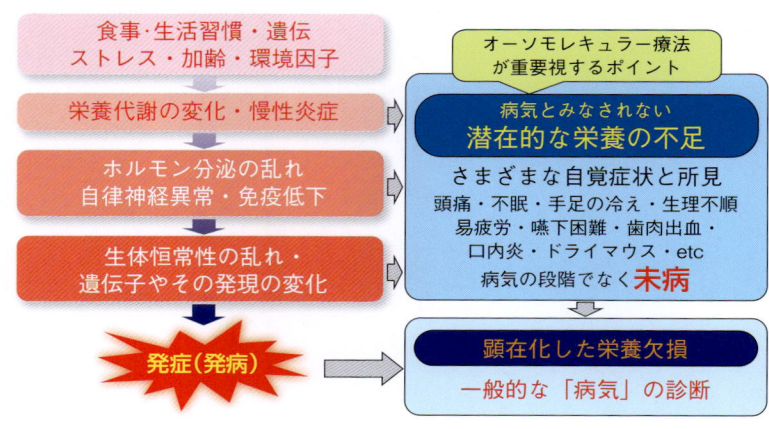

図❻　疾患発生のプロセスと栄養療法の視点

●歯科外来でのオーソモレキュラー

　あなたが患者さんを診察していて気づくちょっとした異常、あるいは違和感といったものが、「未病」の兆候であることは珍しくありません。その原因が食事や生活習慣、患者さんを取り巻く環境などに根ざしていると思われたとき、そのすべてを取り除くことができなくても、歯科としてアドバイスできることはたくさんあります。そのアプローチの一つとしてあなたが食事・サプリメントを含めた栄養療法のカードを持っているかどうか。それが患者さんの発病のリスクを下げることに繋がる可能性は大いにありますし、結果として健康寿命の延伸に歯科が寄与できるチャンスを拡げることになるのではないでしょうか（**図6**）。

【参考文献】

1）Pussinen P, Laatikainen T, et al.: Periodontitis is associated with a low concentration of Vitamin C in Plasma. Clin Diagn Lab Immunol, 10(5)：897–902, 2003.

2）Liskmann S, Vihalemm T, et al.: Characterization of the antioxidant profile of human saliva in peri-implant health and disease. Clin Oral Implants Res, 18(1): 27-33, 2007.

3）Becerik S, Öztürk VÖ, et al.: Gingival crevicular fluid and plasma oxidative stress markers and TGM-2 levels in chronic periodontitis. Arch Oral Biol, 83: 47-54, 2017.

4）Hornig D: Distribution of ascorbic acid, metabolites and analogues in man and animals. Ann N Y Acad Sci, 258: 103-118, 1975.

5）Pinnell S: Regulation of collagen biosynthesis by ascorbic acid: a review. Yale J Biol Med, 58(6): 553-559, 1985.

50周年を迎えたオーソモレキュラー

　オーソモレキュラーの生みの親であるL. ポーリング博士は、1954年にノーベル化学賞、1962年に同平和賞を受賞し、「20世紀における最も重要な科学者の一人」といわれています。彼が科学雑誌『Science』に発表した論文で「Orthomolecular Psychiatry（オーソモレキュラー精神医学）」という言葉を初めて使ったのが1968年のことでした(Science 160; 265-271, 1968.)。オーソモレキュラーに携わる世界の医療関係者が所属する国際オーソモレキュラー医学会(ISOM、本部：カナダ、会長：柳澤厚生 元杏林大学教授)が2018年、第47回世界大会を50周年記念として東京で開催し、筆者も講演の機会を得ました。日本国内はもちろん欧米・アジア・アフリカ諸国から約2,200名の参加があり、さまざまな疾患に関する栄養療法（うつ病、自閉症、認知症、がん、アンチエイジング、そして口腔と全身のかかわりなど）について最新の知見が発表されました。オーソモレキュラーに対する関心の高さを改めて印象づける貴重な機会となりました。

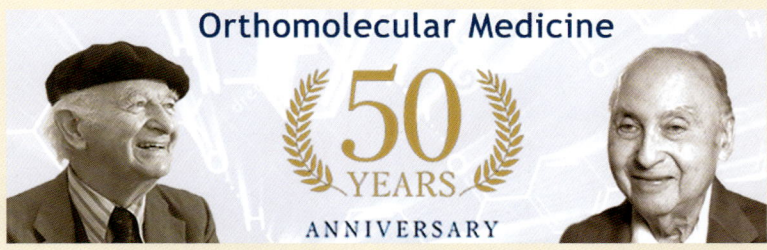

▲左：L. ポーリング博士（1901〜1994）。オーソモレキュラーは彼の造語による。分子生物学の草分けとしてノーベル化学賞、地上核実験に対する反対運動の業績によりノーベル平和賞を受賞した。
右：A. ホッファー博士（1917〜2009）。ISOM創立者。オーソモレキュラー栄養療法のパイオニアの一人。ナイアシン（ビタミンB3）による統合失調症の治療で知られる（画像はISOMウェブサイト　https://www.isom.ca/ より引用）

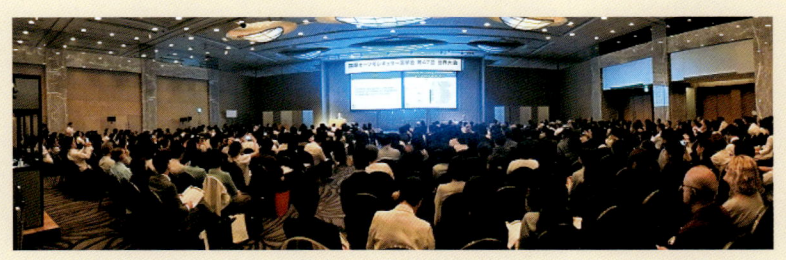

▲第47回国際オーソモレキュラー医学会世界大会(ISOMプレスリリースより引用)

高濃度ビタミン C 点滴（IVC）

　内服では実現できない高い血中濃度を静脈内投与で達成することで、ビタミンCには驚くべき可能性が生まれます。1970年代から末期進行がん患者の生存期間を延長するという報告が出ていましたが、2005年に米国国立健康研究所（NIH）などの公的機関が高濃度ビタミンC点滴のがん治療への効果を発表したことを契機に、がんの「補助療法」として研究と普及が始まり、わが国でも2007年から徐々にがん治療の選択肢として導入されるようになりました。これまでの研究から症例により異なりますが、50～100gの使用で、がん患者の痛み、倦怠感、食欲低下、不眠などの症状を改善し、QOL（生活の質）を維持することがわかっています。

　強力な抗酸化作用と免疫細胞の賦活効果がある高濃度ビタミンC点滴は、アンチエイジング分野（10～25g使用）でも有用性は高く、美肌効果、疲労回復効果、免疫力の向上、がん予防などに有効とされています。酸化ストレスを発生する慢性炎症である歯周病の治療・対策としても期待されています。

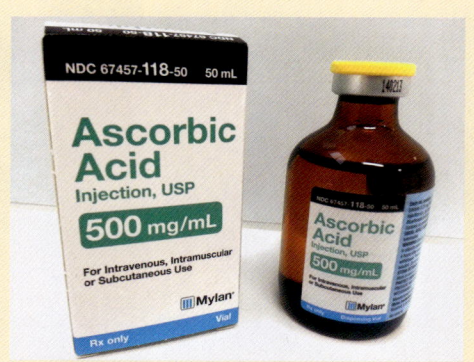

▲米国薬局方（USP）基準を満たすビタミンC製剤（50mL、25gのビタミンCを含有）
高濃度ビタミンC点滴に用いるビタミンC製剤は防腐剤などの添加物を含有しないことが必要で、国産製品は使用できない。酸化防止のため製造から使用直前まで一貫して摂氏2～8℃で冷蔵保存されていることが必須で、画像はそのトレーザビリティが保証されている冷蔵空輸されたもの（アイルランド製）

【第2章】
栄養素が身体に与える影響

1 ヒトは食べたものでできている

●なぜ赤ちゃんの肌はみずみずしい？

　ヒトの一生のなかで最も急速に成長する乳児期。出生から満1歳までに体重が約3倍（平均で約3kg→約9kg）にもなるのですから、人生の他の時期と比べると成長率は抜きん出ています。

　その赤ちゃんの肌は、とてもみずみずしいですね。それが生化学的に説明できることをあなたはご存じでしょうか？

　成長するということは、皮膚や筋肉、内臓や骨などがみな大きくなります。それらの基本的な成り立ちで主要なものはタンパク質です。赤ちゃんの体内では、タンパク質が急速に増えている（合成されている）ということになります。生体を形作るタンパク質はアミノ酸が一直線に連なった構造ですが、アミノ酸同士を結びつけるペプチド結合では、反応に伴って水分子が一つ生成します。つまり、赤ちゃんは水分子を盛んに作り続けているということで、「肌がみずみずしい」のも納得できますね（図1）。

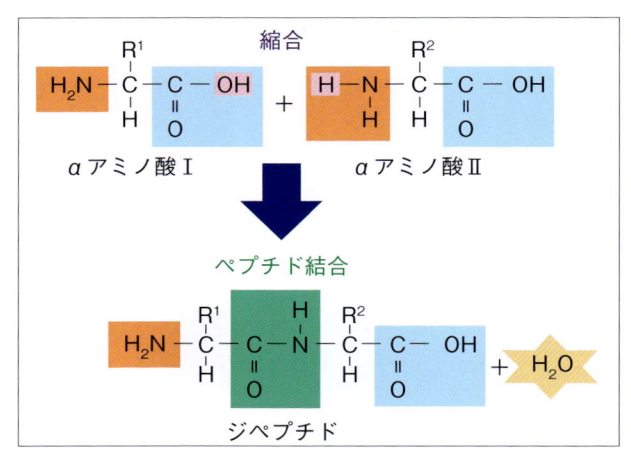

図❶　アミノ酸のアミノ基とカルボキシル基が縮合して、ペプチド結合を形成する。その際、水分子1個が遊離する。タンパク質合成が盛んなときは体内で水分子が活発に生成されていることになる（Wikimedia commons より引用改変）

◉創傷治癒の現場で起きていること

成長期以外にも、抜歯などの外科処置後の経過観察で、以下のような経験をしている先生は多いと思います。

①小児や若い人の傷の治りはとても早い
②骨で囲まれた、治癒の条件がよいと思われる抜歯窩でも、高齢者や体力の落ちている人は上皮化まで時間がかかる

この差がどうして生まれるのか、改めて考えたことはありますか？
全身や局所の状態などさまざまな要因がありますが、この「創傷の治癒」の過程で、最も不可欠な栄養素が「タンパク質」なのです。
「ヒトの身体はタンパク質でできているからでしょ」と思われるでしょう。もちろんそれも正しいのですが、その他にも多くの理由があるのをご存じでしょうか？

◉タンパク質にしかできないことがある

私たちが普段口にしている食物に含まれる栄養素のうち、タンパク質・脂質・炭水化物は「3大栄養素」と呼ばれ、最も基本的で大事な栄養素とみなされています。なぜなら、これらは生体のエネルギー基質となるからです。つまり、「生命活動を維持するためのエネルギー源」として、他の栄養素とは一線を画する重要な存在なのです。生体を機械にたとえるなら燃料として使えるかどうか、ということですね。

そのなかでもタンパク質は、脂質や炭水化物と比較して生体内でより多彩な役割を果たしており、エネルギー源としてよりも重要な側面をもっています。

■タンパク質の構造

生体を構成するタンパク質は、先ほどもお話ししたようにアミノ酸が直線的に連なった構造をしています（**図2**）。アミノ酸は残基と呼ばれる部分の違いによって、多くの種類に分かれます。ヒトの身体を構成するアミノ酸は20種類です。

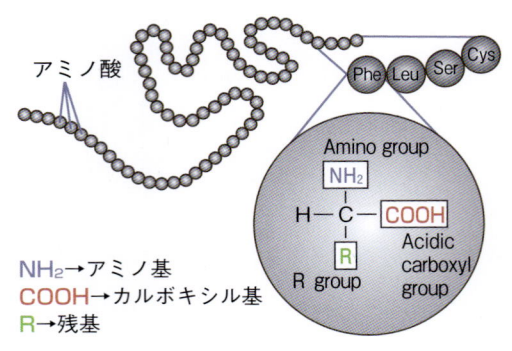

アミノ酸

NH₂→アミノ基
COOH→カルボキシル基
R→残基

図❷　タンパク質の一次構造（アミノ酸の繋がり）。タンパク質はアミノ酸が鎖状に繋がったもの（Wikimedia Commonsより引用改変）

■消化吸収・代謝

　食物として摂取されたタンパク質は、消化酵素によりアミノ酸にまで分解され、小腸粘膜から吸収されます。そして、門脈を経て肝臓に達し、さまざまな代謝を受けます。これらの消化吸収・代謝にはエネルギー（ATP）を必要とするので、吸収速度を速めたいときや、体力が低下している人の栄養補給は消化酵素で分解する必要がない「アミノ酸」で摂取するのが効果的です。アスリートやフィジカルトレーニングをする人がアミノ酸のサプリメントを好んで摂取するのはそのためです。

　摂取したタンパク質の分解・吸収によって得られたアミノ酸は、タンパク質に再合成されたものだけでなく細胞内や血液中などにも蓄えられ、遊離アミノ酸と呼ばれます。遊離アミノ酸は私たちの生体の機能を維持するためにとても重要で、不足するとさまざまな不調を引き起こします。

◉生体に欠かせない、さまざまな役割

■肉体を作る「構造タンパク質」

　皮膚、粘膜、爪、毛髪、消化管上皮、筋肉などの基本的な構成成分です。軟組織はもちろん、硬組織の基質（骨組み）として重要なコラーゲンもタンパク質です。タンパク質の代謝がスムーズに行われることは、歯肉、

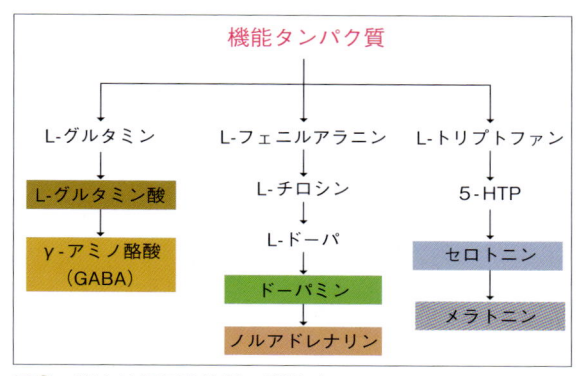

図❸　脳内神経伝達物質の代謝プロセス
グルタミン酸は興奮作用、GABAは抑制系、ドーパミンは報
酬系、ノルアドレナリンはストレスなどにかかわる。メラ
トニンは睡眠ホルモンとして有名。これらの経路がスムー
ズに流れるためにはナイアシン（ビタミンB3）、ビタミン
B6、葉酸などのビタミンB群や、鉄・マグネシウムなどの
ミネラルが必須。タンパク質の十分な摂取とともに、これ
らの栄養素を多く含む食材の摂取を心がけたい

歯槽骨などの歯周組織の健康維持に非常に重要です。

■ 大事なものを運ぶ「運搬タンパク質」

　代表的なものが、血液中の酸素を全身に運ぶヘモグロビンや、多くの
栄養素を運ぶアルブミンです。また、各ホルモンやミネラルにはそれぞ
れ専門の運搬タンパク質があり、これらと結合することでホルモンは安
定化すると同時に不活性化するため、活性化度の調整役も担っています。
鉄などのミネラルは遊離したイオンの状態で存在すると、生体にとって
有害な活性酸素を発生する（フェントン反応）ことがあり、タンパク質と
結合していることに大きな意味があります。投与された薬剤もアルブミ
ンに代表される運搬タンパク質と結合して体内を移動します。したがって、
タンパク質不足の場合、薬効が弱くなります。

■ いろいろな働きのモトになる「機能タンパク質」（図３）

　唾液腺で分泌されるアミラーゼなどの消化酵素や、血糖値を下げるイ
ンスリンなどのホルモン、粘膜の免疫機能のエース・IgA（免疫グロブリ
ンA）などの抗体もタンパク質です。また、ビタミン・ミネラルなどの栄
養素を「鍵」だとすると、結合するための「鍵穴」にあたる受容体（レセプタ

一)も、その多くがタンパク質から作られます。

　さらに、セロトニン、ドーパミン、ノルアドレナリン、γ−アミノ酪酸（GABA）などの脳内伝達物質の原料もタンパク質で、これらがうまく作られないと集中力の維持や情緒の安定、認知機能などに悪影響を及ぼすこともあるとされています。

◉とってもデリケートで、取扱注意

　アミノ酸が一直線に連なった、その並び順によってタンパク質の種類は決まります。でも、それだけでそのタンパク質の生体内での役割が発揮されるわけではありません。タンパク質はアミノ酸が連なった「単純な一直線」をしているわけではなく、それぞれの分子が電気を帯びている、あるいは特定の分子の性質などによって3次元的な立体構造を形成しています。さらに他のタンパク質分子と絡み合い、複合体を形成して初めて生理的な役割を果たすことも多いのです。

　ところが、この構造は熱や酸化に弱く、本来の構造を失ったタンパク質は役割を果たすことができません。このタンパク質の「変性」で最も身近なものは、熱により生じる生卵とゆで卵の関係ですね。でも生体内で起こるタンパク質の変性でいちばん問題になるのは、「酸化」によるものです。物質を酸化させる力（酸化ストレス）からタンパク質をいかに護るかということは、健康レベルを高く保つために非常に重要になります（p.74参照）。

◉コラーゲンと歯周組織

　タンパク質は身体の他の組織と同じく、歯肉、歯根膜、歯槽骨などの歯周組織にとって、最も大事な基本的な構造成分です。また、唾液が果たす多くの機能を発揮するためにも欠かせません。そのなかでも、構造タンパク質として代表的なコラーゲン、機能タンパク質として大事な免疫グロブリンAなどについてお話しします。

　また、最近のトピックとして、コラーゲンの構成成分であるアミノ酸が数個繋がった「コラーゲンペプチド」のさまざまな生理活性があきらか

になってきました。歯科領域での臨床応用はこれからですが、目が離せないところです(p.38参照)。

■ **歯周組織のコラーゲンの交代率(半減期)**

歯周組織のコラーゲン代謝は歯槽骨で6日、歯肉で5日と非常に活発ですが、なかでも歯根膜はわずか1日と非常に短いことがわかっています[1]。歯周組織は創傷の治癒能力が非常に高い反面、栄養素の不足による影響をきわめて受けやすい組織だと考えられています。

■ **歯肉とコラーゲン**

ヒト歯肉の結合組織(歯肉固有層)のうち、約6割は線維性タンパクで、そのおもなものはコラーゲンです[2]。ビタミンC欠乏症である壊血病の主症状の一つに歯肉出血がありますが、これはビタミンCの欠乏によりコラーゲンの合成が阻害され、歯肉が脆弱になるために生じます。

■ **歯根膜のコラーゲン**

歯根膜の線維成分のほとんどはコラーゲンで、前述したとおり非常に代謝が活発です。それにより、歯列矯正を目的とした歯の移動や歯牙移植・再植術が可能になります。

■ **歯槽骨のコラーゲン**

無機質成分(ハイドロキシアパタイト)を除いた骨の有機質成分は全体の約1/3で、その8割以上がコラーゲンです[1]。骨の基本的な骨組み(基質)の材料として非常に重要で、骨質に大きく影響するといわれています(図4)。骨粗鬆症に伴う骨の強度の低下では、「骨塩量の減少」が注目されがちですが、「骨質」も3割ほど関与しているといわれています。

● 歯周組織の賦活に有望なコラーゲンペプチド

外科的処置の多い歯科では、スムーズな創傷の治癒を促すことは重要なテーマです。コラーゲンの基本的な構造は3本のコラーゲンタンパクがひも状に絡み合った「3重らせん」ですが、その形を作るためには鉄とビタミンCが不可欠です。ビタミンCの欠乏症である壊血病の主症状の一つである歯肉出血は、この3重らせんの形成が障害されるために起きる、コラーゲンの脆弱化が原因です。

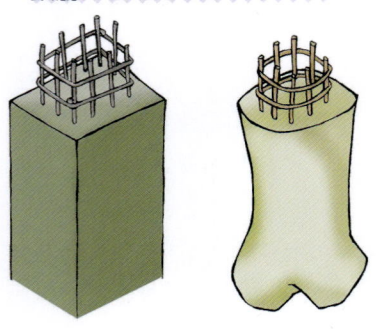

鉄筋にあたるのがコラーゲン

骨強度は 「骨密度」が70% 「骨質」が30% 関与している

図❹　近年、骨密度に問題がないのに骨折する例が増加している理由は、基質のコラーゲンが劣化して骨の強度が減少するためといわれている

　また、治癒の過程には多くの段階がありますが、もとになる幹細胞から線維芽細胞が生まれ（分化）、必要な部位に移動（遊走）し、そこでコラーゲン線維を形成することが重要です。近年、コラーゲンの部品であるペプチド（プロリル・ヒドロキシプロリン）が単なる材料としてだけでなく、治癒の促進に深く関係することがわかってきました。

■ 創傷治癒（コラーゲン）

　「そうなのね。コラーゲンの材料としては有望ですね」

と思われたかも知れません。でも、それだけではないのです。

　身体のなかで炎症や傷がある部分では、その過程でコラーゲンの分解が起こりPro-Hypが生成されます。糖尿病は傷の治りを悪くすることが知られていますが、糖尿病のマウスの傷ではPro-Hypがあまり作られません。ところが、そこにPro-Hypを補充してやると傷の治りがよくなることがわかりました。Pro-Hypが、傷の治り（創傷治癒）に重要な役割を果たしていることが考えられます。

　また、創傷治癒のプロセスに不可欠な役割を果たす「線維芽細胞」の働きPro-Hypが促進することも確かめられました（図5、6）。

　外科的治療をする機会がとても多い歯科臨床では、創傷治癒を促進することは重要なテーマ。注目する必要がありそうです。

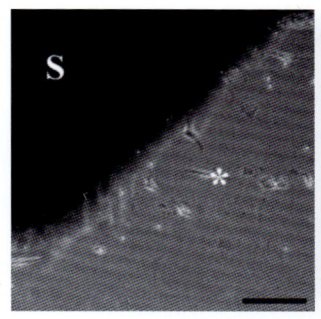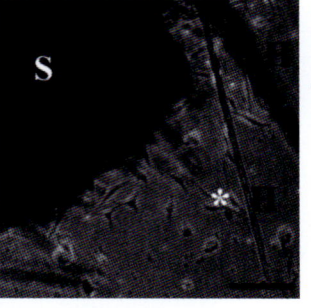

S：皮膚
H：体毛
＊：紡錘形の
線維芽細胞様
の細胞

図❺　マウスの皮膚の創傷治癒部位での線維芽細胞の遊走（左：添加なし、右：Pro-Hyp添加）。Pro-Hyp添加では遊走する線維芽細胞が増加している（参考文献[3]より引用改変）

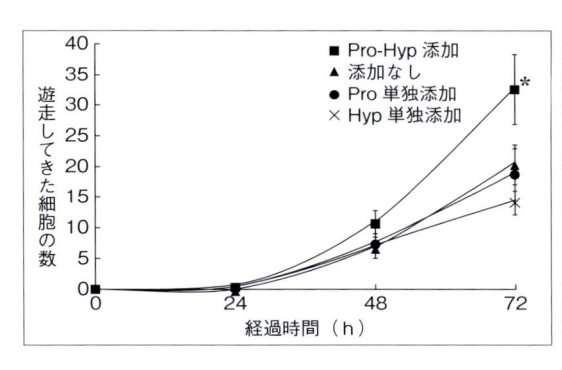

図❻　Pro-Hyp添加と遊走線維芽細胞数の関係。何も加えない対照群、プロリン（Pro）単独添加、ヒドロキシプロリン（Hyp）単独添加に比較して、Pro-Hypペプチドを添加した場合は、あきらかに傷の治癒部位に集まってくる線維芽細胞が増加する（参考文献[3]より引用改変）

●硬組織形成の遺伝子に関連する因子も増加

　ここで歯科として興味が湧くのは、「歯科領域で重要な骨と歯に対する作用はあるのか？」という点です。

　コラーゲンと骨、実は切っても切れない関係があります。骨というとアパタイト（リン酸カルシウム）のイメージが強いですが、その基質（骨組み）はコラーゲン。それが不足したり質がよくないと骨質も低下します。基礎実験ではありますが、骨を作るプロセスに影響を与える因子のいくつかが、Pro-Hypによって活性化することがわかっています。また、歯の象牙質の形成にもPro-Hypがかかわることがあきらかになっており、歯とそれを支える歯周組織にとってもPro-Hypは大切な要素と思われます。図7、8に示す因子やマーカーは、歯の象牙質を作るときにも大事な役割を果たすこと（長崎大学での研究）もわかっていて、歯科臨床での大きな可能性を感じさせてくれます。

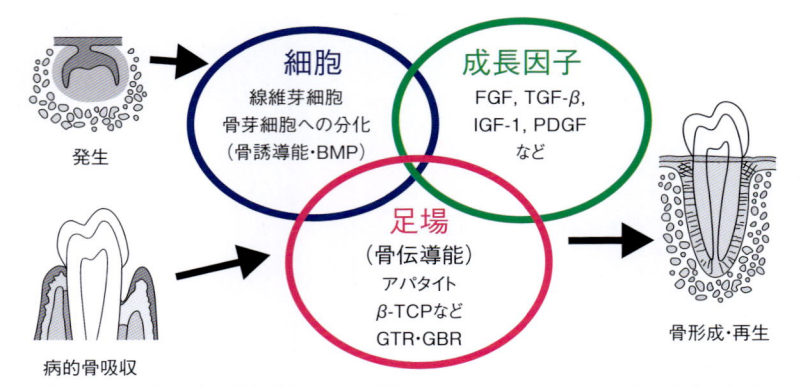

図❼ 骨再生（形成）に関与する因子。幹細胞から骨芽細胞への分化、遊走・接着・増殖、基質形成・血管形成、骨組織の分化・成熟など多くのステップがあり、それぞれに関与する因子が存在する。Pro-Hypを添加することで、さまざまな促進因子を活性化することができる（参考文献[4]より引用改変）

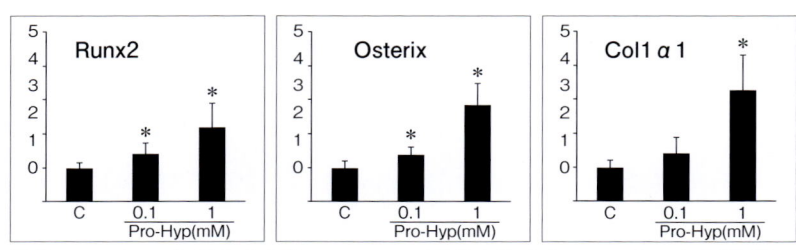

図❽ Pro-Hypで処理した細胞は、Runx2（骨芽細胞分化にかかわる転写因子）、Osterix（骨形成遺伝子制御タンパク）およびCol1 α 1（線維芽細胞のマーカー）の遺伝子発現が上昇する（$p < 0.05$）（参考文献[5]より引用改変）

◉口腔の健康はタンパク質が握る

■唾液とタンパク質

　口腔粘膜の特徴は、表面が粘液（唾液）でカバーされていることで、乾燥している皮膚とは決定的に違います。この粘液がきちんと分泌されているかどうかで、消化管の最前線である口腔の免疫機能が左右されます。唾液の分泌が減少してドライマウスの状態になると、この能力が十分に発揮できなくなります。

　粘液のネバネバのもとは、ムチンというタンパク質の一種で、病原体を排除する機能を果たしているのは免疫グロブリンA（IgA）です。粘膜の免疫力の中心を担っていて、これもタンパク質から作られています。

口の中には、ムチンのような物理的バリアやグロブリンの免疫的バリアに加え、もうひとつ化学的バリアがあり、体を守ってくれています。それは、唾液に含まれるリゾチームやラクトフェリンなどで、強い抗菌作用がある物質として知られています[6]。リゾチームは細菌の細胞膜を加水分解し、ラクトフェリンは細菌から増殖に必要な鉄を奪って作用します。また、腸内細菌によい影響を与えることもわかっています。グロブリン同様、どちらもタンパク質から作られています。

　このように、歯肉や口腔粘膜はつねに感染のリスクにさらされながらも、物理的、化学的、そして免疫と何重ものバリアに守られていて、タンパク質はそこでも大きな役割を果たしているのです。

● どんなタンパク質を、どれだけ摂るのか

　生体恒常性を保つうえで、いかにタンパク質が大事かということは理解していただけたと思います。では、どんなタンパク質を、どのくらい摂ればよいのでしょうか。

■ 植物性タンパク質と動物性タンパク質

　タンパク質の種類は食物によって異なりますが、ヒトの生命活動に必要なアミノ酸組成という意味であれば、植物性より動物性のほうが有利です。ビタミンＢ群も動物性食品のほうが豊富ですし、吸収のよい有機鉄（ヘム鉄）は、肉からならしっかり摂取できます。もちろん、大豆製品などから良質な植物性タンパク質を摂取することもオススメです。

■ 肉100gのタンパク質量は？

　では、量はどうでしょうか？　脂質や糖質は中性脂肪やグリコーゲンという形で余剰分を体内に貯蔵することが可能ですが、タンパク質にはそのような仕組みがありません。不足の場合は筋肉などから文字どおり「身を削って」切り出されていきます。ですから、タンパク質は必要な量を毎日摂取する必要があるのです。

　身体のタンパク質を目減りさせずに生体恒常性を維持するには、少なくとも体重1kgあたり1ｇのタンパク質摂取が必要とされています。つまり、体重60kgの場合、1日最低60ｇが必要ということです。筋肉での

タンパク質需要が大きいアスリートや身体活動の多い人、多量のタンパク合成が必要な成長期や妊婦、産後で授乳中の場合などは必要量がさらに増えます。

　食事の際に、含まれるタンパク質量を意識している方は少ないと思います。たとえば、牛肉のタンパク質量を考えてみた場合、赤身のヒレ肉などでも100g中に含まれるタンパク質は20g程度です。これだけで1日の必要量を摂取しようとすれば、300gは必要です。しかもこれは生肉の場合なので、調理すると減少します。脂身の多いバラ肉などでは、さらにタンパク質量は半減してしまいます。かなり意識して摂取しなければ、必要量を確保できないといってよいでしょう。

【参考文献】

1）下野正基：治癒の病理 臨床の疑問に基礎が答える．医歯薬出版，東京，2011.
2）池尾 隆，他（編著）：スタンダード生化学・口腔生化学 第3版．学建書院，東京，2016.
3）Shigemura Y, Sato K, et al.: Effect of Prolyl-hydroxyproline (Pro-Hyp), a food-derived collagen peptide in human blood, on growth of fibroblasts from mouse skin. J Agric Food Chem, 57: 444-449, 2009.
4）Foster BL, Somerman MJ: Regenerating the periodontium: is there a magic formula?. Orthod Craniofac Res. 8: 285-291, 2005.
5）Kimira Y, Mano H: Collagen-derived dipeptide prolyl-hydroxyproline promotes differentiation of MC3T3-E1 osteoblastic cells. Biochem Biophys Res Commun, 453: 498-501, 2014.
6）Edgar M, et al.（原著），渡部 茂（監訳）：唾液─歯と口腔の健康 第4版．医歯薬出版，東京，2014.

新しい合言葉、8029

「8029®」という言葉をご存じでしょうか。

「8020じゃなくて？　それに29本なんてまず無理でしょ」と思われましたか？

私も最初にこれを目にしたときそう思いましたが、読み方を聞いてすぐに納得。これは「ハチマルニク（肉）」と読みます。筆者も会員の一人である千葉県歯科医師会が2018年秋から啓発を始めた標語で、8020運動を踏まえて「80歳を過ぎても肉を食べて健康長寿を目指そう」というムーブメントです。商標登録も済み、啓発に拍車がかかっています。

フレイルに陥る大きな原因の一つ、サルコペニア（筋肉減少症）を防止するのに最も必要な栄養素はタンパク質（アミノ酸）ですし、肉には鉄・亜鉛などのミネラルやビタミンB群をはじめとする各種ビタミンも豊富に含まれています。口腔の機能を整えて、80歳になってもしっかり肉を食べて健康寿命を延ばしていくためには、歯科の関与が不可欠です。私たちが先頭に立ってその意識を拡げていきたいですね。

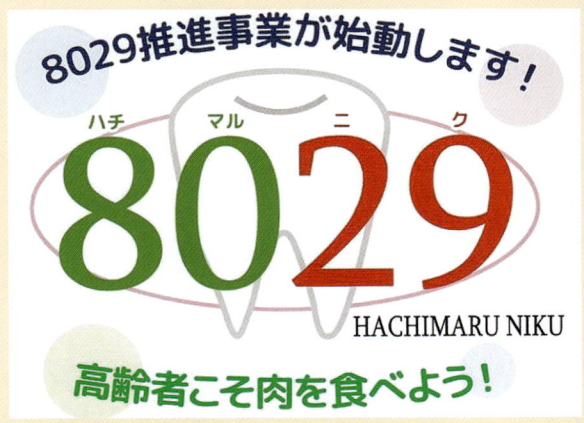

▲千葉県歯科医師会8029（ハチマル肉）ロゴマーク
29の赤色は肉、80の緑色は野菜のイメージ。肉に加えて野菜もしっかり摂りましょうという意味が込められている

2 ビタミンCと鉄——生体内の多彩な機能

　ビタミンC（アスコルビン酸、VC）と鉄、いずれも私たちには馴染み深い栄養素・ミネラルです。ビタミンCは疲労回復や美肌効果、鉄は貧血の改善など、これらの効能は一般の方にも広く知られていると思います。では、私たち歯科関係者にとって、これらの栄養素はどのような意味をもつのでしょうか？　実は両者は歯科臨床上、とても重要な役割を相互に関係しながら担っています。それを理解していただくことで、さらに皆様の臨床の引き出しは増えることでしょう。

◉ヒトはビタミンCを合成できない

　ヒトやサル、モルモットなどは、たった一つの酵素を欠いているためにビタミンCを体内で合成できませんが、動物全体でみればこれはむしろ例外的です。マウスなどの他の哺乳類は、強いストレスを感じたり、感染症にかかったとき、必要に応じて体内で大量のビタミンCを合成することができます。それだけ需要の多い栄養素なのですが、ヒトの場合は食事などで体外からの補充が必要なため、欠乏症が問題になります。

◉入口も出口も狭い鉄の代謝

　鉄は成人男性で体内に約3.5〜5g含まれ、さまざまな物質の代謝にかかわる重要なミネラルですが、その吸収はそれほど簡単ではありません。おもに動物性食品に含まれる、タンパク質と結合した形の「ヘム鉄」は比較的吸収率が良好ですが、それでも約20％。植物性食品から摂取できる「非ヘム鉄」だと5％前後しか吸収されません。

　私たちは食事から毎日10mgほどの鉄を摂り、このうち平均10％（約1mg）が吸収されて体内に入ります。一方で、寿命を迎えた赤血球（体内の鉄の2/3を含有）は脾臓で分解されて鉄が取り出されます。リサイクルされて鉄は再利用され、吸収した量と同じ1mg／日しか体外に出されることはありません。つまり鉄は通常、入口も狭いが出口も狭い、きわめて閉鎖的な回路で代謝されていることになります。

ですから、月経による出血で毎月鉄が失われる有経女性は慢性的な鉄不足を招くのは必然ですし、競技生活に明け暮れるアスリート女性では鉄を少しで確保しようとする生体の反応として「無月経」状態に陥ることも、それほど珍しくないといいます。

● 異物の代謝・活性酸素・重金属

　鉄はヘモグロビンとしての酸素運搬だけでなく、体内で多くの代謝にかかわっています。

　栄養素を摂取するのと同様に大事なのが、「不要なもの、有害なものを体内から取り除く」機能です。この過程を「解毒」と呼びます。その第一段階（解毒第一相）は肝臓で行われますが、そこで働くのが鉄を活性中心にもつヘム酵素のチトクロームP450です。また、活性酸素である過酸化水素（H_2O_2）を水と酸素に分解する酵素であるカタラーゼも、鉄を活性中心にもちます。歯周病などの口腔内の炎症は活性酸素の発生源ですから、それを打ち消すためにも鉄は必要なのです。

　「毒性を消す」、「体外に効率的に排出する」仕組みの一つが、「キレート化」です。キレート化とは、ある分子がカニのはさみのようにカルシウムなどの金属イオンと強く結合し、安定的な化合物（錯体）を作る作用です。ビタミンCにはこの作用があり、鉛、水銀、カドミウムなどの有害金属の体外への排出に有効とされています。ノンメタル治療が増えてきたとはいえ、金属材料を扱うことがまだまだ多い歯科医療従事者にとって、意識しておく必要がある機能の一つです。

● あなたが知らない「かくれ貧血」

　歯科臨床においても、貧血の程度を評価することは良好な治療結果を得るために必要なことの一つです。歯肉や歯根膜などの歯周組織はターンオーバーが早く（p.37参照）、栄養素やエネルギーの供給不足の影響を受けやすいためです。

　貧血の有無やそのタイプの診断は、一般的には血色素量（ヘモグロビン、Hb）、平均赤血球容積（MCV）、平均赤血球Hb濃度（MCHC）などで行い

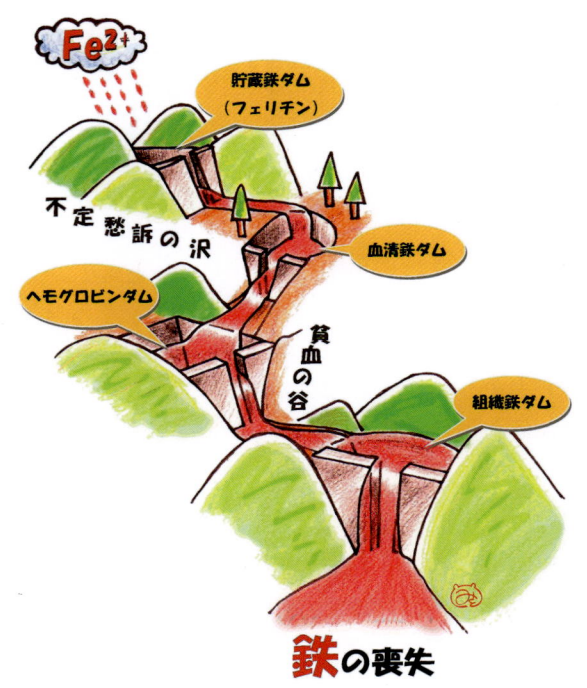

図❶　ヘム鉄ダム。ヘモグロビンが減少して貧血と診断される
以前の段階で、さまざまな不定愁訴が生じる

ます。しかし、これらの指標から一般的な尺度では貧血と判断されない
場合でも、潜在的に鉄分が不足している、いわば「かくれ貧血」ともいえ
る病態が存在することはあまり知られていません。

　鉄はヘモグロビンとしての酸素運搬だけでなく、体内で多彩な役割を
担っています（p.51、column 5参照）ので、鉄不足によりさまざまな症状
（不定愁訴）を示すことが多くなります。そのため、歯科栄養学的なアプ
ローチをするうえで診断を補完する材料となります（**図1**）。

　そして、この「かくれ貧血」を評価するために役立つ指標が、体内の「貯
蔵鉄」の量を示す「フェリチン」です。ただし、炎症や悪性腫瘍の存在など
で高値を示すため、他の検査項目と合わせて読み取る必要があり、単独
の数値だけで判断すると評価を誤ることがありますので注意が必要です

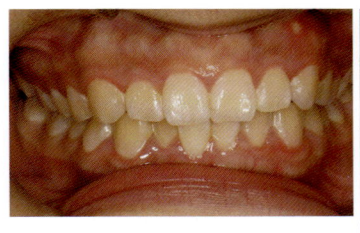

検査項目	単位	サプリメント摂取前	摂取後約3ヵ月
ヘモグロビン	g/dL	10.3 ↓	13.9
ヘマトクリット	%	36.2 ↓	43
MCV	fL	75 ↓	90
MCHC	%	28.5 ↓	32.3
フェリチン	ng/mL	4 ↓	9.1
高感度 CRP	mg /dL	0.04	0

図❷　かくれ貧血（潜在的鉄欠乏）とフェリチンの評価
M・Sさん、16歳、女性。顎関節の違和感、ブラッシング時の歯肉出血を主訴に受診。プラークコントロールはやや不良で、歯間乳頭に発赤あり。問診にて氷食症（氷をかじる癖）、生理痛など全身的な愁訴が多くみられたため、ブラッシング指導と並行して栄養解析を勧めた。治療前のデータは貧血。糖質を控え、タンパク質摂取を増やす食事指導に加えて、ヘム鉄、ビタミンB群、亜鉛のサプリメントを摂取。顎関節症状、歯肉の状態は改善傾向を示した。3ヵ月後には関連検査項目が「基準値」のなかに収まったが、貯蔵鉄の充足を表すフェリチンの上昇は不十分で、潜在的鉄欠乏の状態は解消していない。フェリチンは炎症の存在で見かけ上の高値を示すので注意が必要だが、このケースでは高感度CRPなどから炎症は著明でないと判断。また、消化器症状の問診から、腸内環境にも大きな問題がないことを確認している。ちなみに、氷食症は鉄欠乏の場合に時折みられる（基準値についてはp.24を、高感度CRPについてはp.137をご参照ください）

（図2）。また、先ほど貧血の指標として挙げたMCVも、鉄不足などが数値を下げる一方で、ビタミンB12の不足が数値を上げる要素となることなどを考慮してデータを解析する必要があります。

◉ビタミンCを補充する際の注意点

　ビタミンCは腸管から吸収されますが、摂取量が多くなるに従って吸収率は下がっていきます。健常人のボランティアのデータによれば、ビタミンCの摂取量が250mg程度までは摂取量が増えるに従い急速に血中濃度が上がりますが、500mgを超えると吸収量の増加は鈍り、1,000mgを超えるとほとんど増加しません（図3）[1]。

　ですから、サプリメントなどで摂取する際には一度に多量を摂るのではなく「少量・頻回が有効」です。しかし、実践が困難な場合もあり、体内で徐々に吸収される性質（徐放性）をもつものや、リン脂質で被包（リポソーム化）して吸収率を高めた製品などが開発されています。ちなみに、

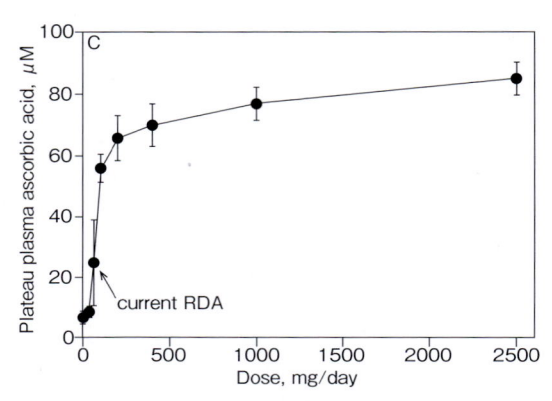

図❸　ビタミンCの1日経口摂取量と血中濃度の関係（参考文献[1]より引用改変）

　がんの補助療法などで高い血中濃度が必要な場合には、5万～10万mg(50～100ｇ)の点滴療法を選択する必要があり、経口摂取では目的の血中濃度を達成できません。

●鉄を補充する際の注意点

　鉄には、タンパクと結合している有機鉄（ヘム鉄）と、結合していない無機鉄があります。動物性食品に含まれる鉄やヘム鉄サプリメントには有機鉄が含まれ、植物性食品や医薬品の鉄剤の多くは無機鉄です。小腸粘膜から鉄が吸収されるためには鉄が2価のイオンである必要があり、2価のイオンの有機鉄はそのまま吸収されます。一方、3価である無機鉄は還元作用を受ける必要があり、そのままでは吸収率は高くありません。このような場合、ビタミンCとともに鉄を摂取すると2価に還元され吸収率が高まります。ピロリ菌による萎縮性胃炎などで胃液のビタミンCが減少すると鉄の吸収率は低下しますので、胃腸の機能は鉄の吸収能力と深い関係があります。

　また、腸粘膜から吸収された鉄が血中で運搬されるためには、鉄運搬タンパクであるトランスフェリンと結合する必要があり、ここには銅が関与します。ヘモグロビンは、タンパク質のヘムに鉄原子が取り込まれ

た形ですが、ヘムの形成にはアミノ酸のグリシン、亜鉛、ビタミンB6などが必要です。また、赤血球の成熟過程ではビタミンAなども重要ですから、貧血の改善には鉄の補充だけでなく、総合的な栄養状態の改善が必要なことがわかります。

　栄養素の吸収は腸内環境に大きく影響されます。無機鉄はもちろんのこと、有機鉄（ヘム鉄）のサプリメントを摂取する場合でも、問診などで消化器症状の確認をすることが望ましいといえます。「過剰摂取が心配」という方もいますが、腸粘膜の機能が正常に保たれていれば、小腸粘膜には鉄吸収を厳密にコントロールする仕組みがあり、現状で必要な量だけが吸収されます。

　海外製の鉄サプリメントのなかにはヘム鉄ではなく「キレート鉄」の形のものもありますが、腸管からの吸収が他の金属と競合しやすかったり、体内で過剰な場合の調節機構が適切に働かなかったりといった懸念があるため、摂取には慎重な姿勢が必要です。

　血液検査データがなくても、ある程度ビタミンCや鉄の不足を判断することもできます。**表1**、**図4**に示す、鉄欠乏で現れやすい症状の例を参考にしてください。

　オーソモレキュラー医学の創始者、L ポーリング博士は、「エンジオール基（ビタミンCの活性部分）は世界を救う」、「腸はGod Hand、身体に必要な量だけを吸収してくれる」などの言葉を遺しています。この分野の研究が飛躍的に進歩したいま、その重みがいっそう増してきたように思えてなりません。

【参考文献】
1）Levine M, Conry-Cantilena C: Vitamin C pharmacokinetics in healthy volunteers: evidence for a recommended dietary allowance. Proc Natl Acad Sci U S A, 16: 3704-3709, 1996.
2）Takahashi K, Ishigami A, et al.: Ascorbic acid deficiency affects genes for oxidation-reduction and lipid metabolism in livers from SMP30/GNL knockout mice. Biochim Biophys Acta, 1840(7): 2289-2298, 2014.
3）Blaschke K et al.: Vitamin C induces Tet-dependent DNA demethylation and a blastocyst-like state in ES cells. Nature, 500: 222-226, 2013.
4）Kishimoto Y et al.: Insufficient ascorbic acid intake during gestation induces abnormal cardiac dilation in fetal and neonatal SMP30/GNL knockout mice. Pediatr Res, 73: 578-584, 2013.

表❶ 鉄欠乏で現れやすい症状の例

- 歯肉の出血、体にアザがよくできる
- 口腔周囲の皮膚に色素沈着が多い
- 口角口唇炎、舌のしびれや赤味が強い
- のどの不快感がある（錠剤が飲みにくい）
- 立ちくらみ、めまい、耳鳴りがする
- 月経異常がある（あった）
- 肩こり、頭痛、背部痛、関節痛、筋肉痛がある
- 疲れやすい
- 洗髪時、髪が抜けやすい
- 寒さに敏感である
- 神経過敏、音に敏感に反応する
- 注意力の低下、イライラしやすい
- つまらないことにくよくよし、憂鬱になることが多い
- 湿疹ができやすい
- 爪が割れやすい、筋が入っている
- 胸が痛む

※この他にも口腔領域や全身にさまざまな症状が現れることがある。
　総合的な状態で判断することが必要

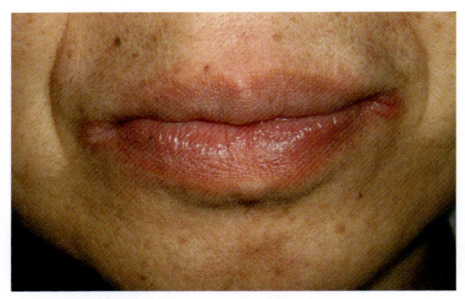

図❹ 鉄欠乏が疑われる所見。口唇口角炎、口
唇周囲皮膚の色素沈着などがある場合、鉄欠乏
による全身的な不定愁訴の確認を行うことは価
値が高い

ビタミン C のその他の大事な役割

　コラーゲンの項で触れたように、ビタミンCは水酸化酵素の補酵素として働きますが、その性質は以下の場面でも大事な役割を果たします。

◎ステロイドホルモンの合成

　副腎髄質ホルモンのノルアドレナリンの合成速度には、ビタミンCが最も大きく影響します。副腎の機能に大きく関係し、「抗ストレスビタミン」といわれます。

◎脂質の消化吸収

　脂質の消化吸収に不可欠な酵素・胆汁酸はコレステロールを原料に合成され、その速度はビタミンCに最も左右されます。近年では、胆汁酸合成にかかわる遺伝子発現がビタミンCの欠乏によって変動することが知られています。

◎効率的なエネルギー確保

　通常の食物に多く含まれる代表的な脂質の長鎖脂肪酸が、ミトコンドリアの内膜を通過してエネルギー産生（電子伝達系）の基質となるには、「カルニチン」が必要です。カルニチンはアミノ酸のリジンとメチオニンから合成されますが、この反応にはビタミンCが必須です。

　その他にもインターフェロンの合成など、ビタミンCは補酵素として多彩な作用があります。

エピジェネティクスにもビタミン C と鉄

　遺伝子そのものを変異させず、その発現を制御する仕組み（エピジェネティクス）に「DNAのメチル化」があり、メチル化された状態の遺伝子は、「スイッチオフ」の状態です。このスイッチを「オン」に切り替えて遺伝子情報を読み出すための酵素（DNA脱メチル化酵素：Tet）の活性化に、ビタミンCと鉄（Fe^{2+}）が大きくかかわる[2] ことがわかってきました。この研究はES細胞（胚性幹細胞）を使って行われたもので[3]、この研究が進むと細胞の分化と関連する遺伝子を制御し、体外受精の成功率の上昇や、がんの治療に役立つのではと考えられています。マウスによる実験でも、妊娠中のビタミンC欠乏により胎児に異常が発生する[4]ことが示されています。

3 糖質との上手なつき合い方

◉むし歯予防、それだけではもう済まない

　私たち歯科臨床にかかわる者は、学生時代に「砂糖はう蝕や歯周病を悪化させるもの」として学びました。もちろん、それはいまでも正しいことですし、患者さんにもそのように指導されていると思います。しかし、「健康寿命を延ばすため、糖分（糖質）とどうつき合っていくか」という考え方の理解が深まると、それはほんの一部の面をみているにすぎないことがわかります。現在、この認識がすべての歯科関係者の間で共有されているとはいえません。

　これからお話しする内容が、「歯科における糖質への対処」に関心を深めるきっかけになれば幸いです。

◉糖質の「甘くない」話

　まず、基本となる糖質について確認します。糖質は炭水化物から食物繊維を除いたもので（表1）、ブドウ糖（グルコース）・果糖などの単糖類、ショ糖・乳糖などの二糖類と、デンプン、グリコーゲンなどの多糖類に分かれます。

　糖類と多糖類の中間的なものとしてオリゴ糖がありますが、腸内環境との関係で重要です。これについては後述（p.110参照）します。

　ショ糖は、歯科における患者指導で従来から注意を促されており、広い意味では単糖類・二糖類の「糖類」が対象でした。ところが、「血糖値を上昇させる栄養素」という意味では、程度の差こそあれ、多糖類もまったく同じ扱いです。果糖とブドウ糖を多く含む果物はもちろん、コメや小麦、根菜などのデンプンを多く含む食物は、血糖値を上昇させます。すぐに歯科疾患の原因にはならなくても、血糖値の上昇を介して慢性炎症の一因となり、口腔内環境を悪化させてう蝕や歯周病、さらには全身の健康に悪影響を及ぼすのです。

　患者さんに「間食のお菓子を控え、三度の食事をしっかり摂りましょう」と食事指導する機会もあると思われますが、食事の内容まで確認され

表❶ 糖質は炭水化物から食物繊維を除いたもので、食物繊維にカロリーはない(ヒトは消化できない)

炭水化物	糖質	糖類	ブドウ糖・果糖・ショ糖・乳糖 など
		その他 (多糖類)	デンプン・グリコーゲンなど
	食物繊維	水溶性	ペクチン・グルコマンナン・グアガム・βグルカン・難溶性デキストリン など
		不溶性	セルロース・キチン・キトサン など

ていますか?

●食後高血糖(血糖値スパイク)は万病のもと

　厚労省が毎年実施している「国民健康・栄養調査」の平成28年版では、糖尿病の詳しい調査が4年ぶりに行われました。前回の調査で950万人だった糖尿病患者(糖尿病が強く疑われる者)はついに1千万人の大台を突破し、10人に1人近くが糖尿病に悩まされる時代を迎えました。しかも一歩手前の糖尿病予備軍(糖尿病の可能性を否定できない者)が同じく1千万人存在していることもわかり、まさに「国民病」ともいえる状況を呈しています。

　ご存じのように、糖尿病の進行に伴って生じる合併症は、健康寿命を縮める大きな因子となります。これに歯止めをかけるために、歯科は何ができるでしょうか?

　糖質を摂取すると、食後は誰でも一時的に血糖値が上昇します。しかし、インスリンの分泌に伴って血糖値は下がり、健康な人の場合、そのピークは140mg/dLを超えることはありません。ところが、血糖調整能力に問題がある人の場合、食後の血糖値は急激に、そして大きく上昇します。これが「血糖値スパイク」と呼ばれるものです。心疾患や認知症の原因のひとつアミロイドβの蓄積にも繋がるとして、2016年にNHKスペシャルでも取り上げられ話題となりましたので、ご存じの方も多いでしょう。そしてその後も血糖値が下降せず、140mg/dL以上が続く状態を「食後高血糖」といいます。これは糖尿病の初期症状であると同時に、さまざまな

表❷ 食後高血糖が関連するとしているもの（参考文献[1]より引用改変）

> - 大血管疾患(脳卒中や心筋梗塞など)の独立した危険因子
> - 網膜症発症リスクの上昇
> - 頸動脈内膜中膜肥厚(IMT、動脈硬化の代表的指標)の進行
> - 酸化ストレス、炎症および内皮機能不全の因子
> - 心筋血液量および心筋血流の減少
> - がん発症リスクの上昇
> - 高齢Ⅱ型糖尿病患者の認知障害

生活習慣病に至るサインであり、注意が必要です。

　現在、血糖値の評価は、おもに空腹時と食後2時間の2点で行われるのが一般的です。前日の夕食後から絶食して朝一番の空腹時と、食事開始から2時間後にそれぞれ測定します。ところが、この評価方法では、食後高血糖を確実に検出できるわけではありません。

　世界中にある230以上の糖尿病関連の団体をまとめる国際糖尿病連合が、2011年に発表した「糖尿病における食後血糖値の管理に関するガイドライン」改訂版[1]では、食後1〜2時間の血糖値が160mg/dL未満になることを目標としています。わが国の一般的な目安である食後2時間よりも、早い時間帯に注目しています。また、食後高血糖が「慢性炎症」を引き起こし、神経障害や血管障害の合併症だけでなく、がんや認知症などにも関連するとしています（**表2**）。ここに歯周病が大きくかかわるのです(詳しくはp.137参照)。

●生体の機能を狂わせる「糖化」

　食後高血糖によって起きる糖とタンパク質が結合する反応である「糖化」も、病的な老化を防ぐという意味では見過ごすことはできません。

　糖化したタンパク質は生体内で果たすはずの作用を示すことができなくなります。馴染みのある例が、血糖コントロールの指標として使われ

るHbA1cです。糖化ヘモグロビンであるHbA1cは酸素運搬能力を失っており、役に立たない状態になっています。血糖コントロールが不良の方は酸素運搬能力も落ちているわけです。

糖化したタンパク質は段階を追って最終糖化産物（AGEs）となります。ここまで来るともはや元の物質に戻ることはできません。また、血管や神経、気管支などの細胞にはAGEsと結合する受容体（RAGE）が存在し、そこにAGEsが結合することで、その細胞の正常な働きを妨げます。

歯周組織については、糖尿病患者の歯肉にはAGEsが蓄積していること[1]、歯周病をもつ糖尿病患者のRAGEが健常人よりも増加していること[2]などがあきらかになっています。

糖尿病患者では、歯周病の悪化にAGEsやRAGEがかかわっていると思われます。また、歯周病原細菌の内毒素（LPS）と動脈硬化との関係にRAGEが関与しているとの報告もあり、AGEsを介した高血糖状態が歯周病の進展に大きくかかわる可能性があることになります。

●血糖値の制御が重要な理由

■血糖値維持の主役は「糖新生」

食べものから摂った糖質はブドウ糖（グルコース）などに分解され、血液によって全身に運ばれてエネルギー源になります。使われないブドウ糖は、脂肪細胞に取り入れられて中性脂肪として貯蔵されます。血糖値は、この血液中のブドウ糖の濃度のことです。一般には空腹時血糖を測定しますが、70〜109mg/dLが正常値とされています。

食事をしなくても血糖値は一定のリズムで日内変動をしています。通常、この最高値は午前4時、最低値は午後4時ごろです。

血糖値の維持には食後2時間くらいまでは食物からのグルコース、5〜6時間から最大12時間程度は貯蔵されていた肝グリコーゲン、それ以後は糖新生によって作られたグルコースが使われています。

糖新生というのは、タンパク質や脂質からグルコースを作って供給することで、血糖値を維持する重要な役割を担っています。血糖値を一定に保つ機能の主役は糖新生なのです（図1）。

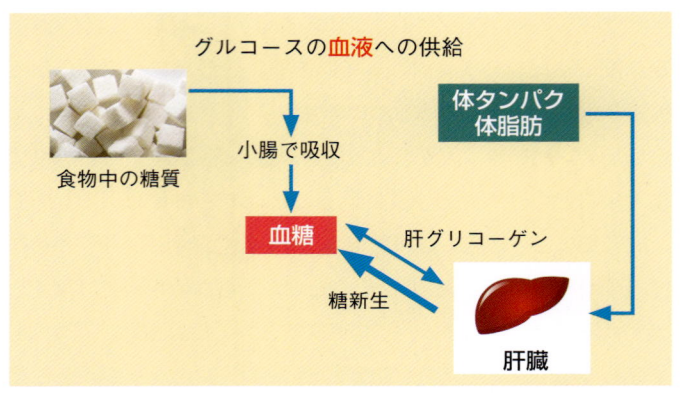

グルコースの血液への供給

体タンパク
体脂肪

小腸で吸収

食物中の糖質

血糖

糖新生

肝グリコーゲン

肝臓

図❶　断食（ファスティング）を行っても血糖値が一定に保たれるのは糖新生のおかげ

●高血糖になる「低血糖症」

　まずは、**表3**に挙げた項目に、ちょっと目を通してみてください。あなた自身や、患者さんへの問診からあてはまるものはありませんか。

　このチェックリストの項目のうち、あてはまるものが多い人ほど「糖質依存・糖代謝異常」の疑いが濃厚といえます。

　甘いものが食べたくて仕方がなくなるなど一種の中毒症状といえる「糖質依存」に陥ると、どうしても糖質の過剰摂取を繰り返し、インスリンが多量に分泌されることになります。それが長期間続くとインスリンの製造工場である膵臓のβ細胞が疲労し、糖の代謝機能が低下してきます。高血糖の状態が続いたり、血糖値が乱高下し低血糖の状態になったりすると、糖尿病のリスクが高まったり、不定愁訴の原因になったりするので注意が必要です。

　そのような「糖質依存・糖代謝異常」に陥ると、食後高血糖の状態をうまくコントロールできなくなることが多くなります。血糖値が上がると、血糖値を下げる唯一のホルモンであるインスリンが分泌されますが、このタイミングや量の調整がうまくいかないと低血糖状態となり、倦怠感・動悸・震えなどの不快な症状が現れます。すると、脳は低血糖状態を「非常事態、生命の危機」と認識しますので、アドレナリンやコルチゾール、

表❸ 糖質依存チェックリスト

> ▪ 甘いもの、スナック菓子、清涼飲料水（ゼロカロリ
>   ー飲料含む）を、ほぼ毎日摂る
> ▪ 食事だけでは空腹感を満たせず、間食をしないと
>   もたない
> ▪ 夜中に目が覚めて、何かを食べたらよく眠れた
> ▪ 夕方や食後に強い眠気を感じて、仕事中、勉強中
>   などに居眠りしてしまう
> ▪ 肉などを少し多く食べるとお腹の調子が悪くなる。
>   あっさりした食事を好む
> ▪ 体重が増えてきた、または痩せにくくなった
> ▪ イライラや不安があるとき、無性に甘いものが食
>   べたくなる
> ▪ 頭痛、動悸、しびれなどが甘いものを食べて治っ
>   たことがある
> ▪ 血縁者に糖尿病または糖尿予備軍の人がいる
> ▪ ピロリ菌が陽性、または除菌歴がある

甲状腺ホルモン、グルカゴンなどの血糖値を上げるホルモンがドッと分泌され、一挙に血糖値が不安定となる悪循環に陥ることがあるのです。

　これらの「頑張るためのホルモン」は自律神経を強烈に刺激するため、さまざまな不快症状に襲われることも少なくありません。このような糖代謝の歯車が栄養の偏りなどで狂った状態は「低血糖症」と呼ばれていますが、それを認識している医師はまだ多くなく、うつ病などと誤診されて投薬を受けているケースもあるといいます（図2）。

◉血糖値を安定させるためには

　食事面では、精製度の高い糖質の摂取量を抑えることがまず大切です。一般的に、白米や小麦粉などの"白い糖質"ほど精製度が高く、食後に急激な血糖値の上昇を起こしやすい食材です。ジャンクフードも同様に急激な血糖値の上昇を招きます。それに対し、玄米や全粒粉などの加工度の低い糖質は血糖値のピークが比較的低く、上昇のスピードも緩やかになります。糖質は、1食あたり糖質量40ｇ程度を目安にすると、血糖値の急上昇を効果的に抑えることができます。また、食物繊維やタンパク

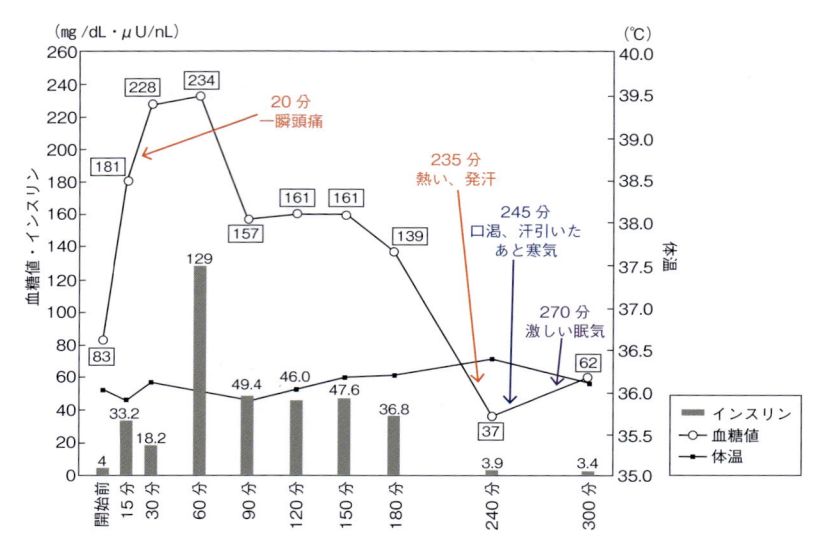

図❷　典型的な反応性低血糖症の5時間糖負荷試験の実際の血糖値推移（50歳代、女性）
75 g のグルコースを経口摂取し、血糖値（BS）の変動をモニターする。摂取後60分までにBSは230mg/dL以上に上昇し、それに伴いインスリンが分泌されるが、調節障害による遅延分泌が続くためにBSは試験開始時よりも低下し、さまざまな不定愁訴が発生する。生体は過度な低血糖状態を脱しようとしてアドレナリンなどのBS上昇作用のあるホルモンを分泌するため、発汗や体温の緩やかな上昇がみられる（データ提供：新宿溝口クリニック　溝口 徹先生のご厚意による）

質のものから食べ、ご飯やパンなどの糖質を最後にまわす「懐石食べ」も効果的です（**図3**）。さらに、よく咬んでゆっくり食事することで、糖尿病のリスクが下がることもわかっています[4]。

　昔から、「食べてすぐ寝ると牛になる」とよくいいますが、実際に体にとってよくはなく、血糖値の急上昇のもとです。「食べてすぐ動くと消化に悪い」ともいわれますが、血糖値が上がる食後に体を動かすと筋肉で糖が消費され、血糖値の急上昇を防ぐのに一役買います。軽く歩く程度でも効果的なので、指導に活かしていただきたいと思います。

◉日常に潜むHFCSの恐怖

　トウモロコシのデンプンを化学処理して作られる「高フルクトースコー

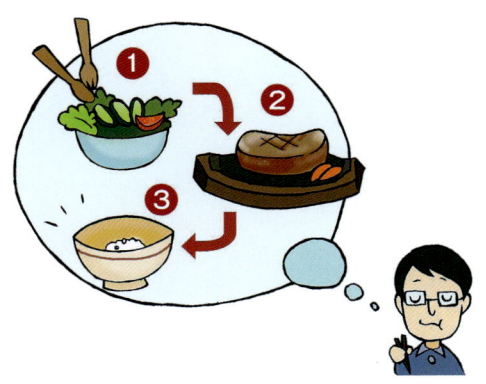

図❸　懐石食べ。血糖値の急上昇を防ぐには、
食事の順番を意識すると効果的である

ンシロップ（HFCS）」は、異性化糖やブドウ糖果糖液糖とも呼ばれ、甘い飲料や調味料などに広く使われています。しかし、HFCSが健康に大きな悪影響を及ぼすことは意外に知られていません。HFCSが使われた甘いドリンクは、重い疾患のリスクを上昇させるという調査結果[5]があります。糖類入り飲料を１日１〜２回飲んでいると、Ⅱ型糖尿病のリスクが26％、心臓発作や致命的な疾患が35％も高くなるというものです。また異性化糖が入った高カロリーの清涼飲料は、それ自体が満腹感をもたらすことはなく、食事のカロリー摂取量が減ることはありません。結果として「太りやすい」ということになります。

　また、南カリフォルニア大学の研究[6]では、HFCSの水溶液を大量に摂取した若いラットが記憶障害と脳の炎症を起こし、糖尿病一歩手前の状態になることがあきらかになっています。これは、大人と比べて子どもにより深刻な影響が出るおそれがあるということです。糖質の代謝のためにビタミンＢ群が消費され脳内の神経伝達物質の合成などに悪影響を及ぼすことや、HFCSによってタンパク質の「糖化」が起きやすいことが一因と考えられます。さらに、過剰な糖質は腸内環境を悪化させます。甘い飲料はむし歯予防だけではなく、全身の健康にも大きなリスクとなることへの啓発はぜひ必要でしょう。

「ノンシュガー」なら安心？

平成8年5月に厚労省から出された通知「栄養表示基準等の取扱いについて」によれば、次の場合は、検査精度の限界などを考慮し「ゼロ」との表示が認められています。

① たんぱく質、脂質、炭水化物、糖類→0.5g未満

② 飽和脂肪酸→0.1g未満

③ コレステロール→5mg 未満

④ ナトリウム→5mg 未満

⑤ カロリー→5kcal 未満

（いずれも100g〔mL〕当たり）

ですから、「ノンシュガー」、「ノンカロリー」と表示があっても、まったく糖分が入っていないわけではありませんし、カロリーがまったくないわけでもありません。そして「ノンシュガー、ノンカロリーなのに、なぜ甘いのか」ということを考える必要があります。このような食品では多くの場合、砂糖の数百倍の甘みをもつ人工甘味料が使われており、食品添加物として正式に認可されてはいるものの、安全性の議論が終結しているとは言いがたい状態です。また、人工甘味料を摂取しても血糖値が上昇しないために脳内の「甘味検知システム」がうまく機能せず、さらに甘みがほしくなり太りやすくなる懸念[7]もあります。さらに、腸内環境にも影響を与えて耐糖能が悪化するというマウスのデータ[6]もあり、いまのところ「ノンシュガー・ノンカロリーだから安心」と単純には言い切れないようです。

「血糖値を上げない甘味料」ということなら、たとえば中国大陸南部で栽培されている羅漢果の抽出物を使用したものなど、天然由来のものを上手に使うようにしましょう。

◉HbA1cは万能ではない

　このように、食後高血糖は重篤な合併症を防ぐ最重要事項とされていますが、人間ドックで行われるような空腹時血糖の検査で十分な評価はできません。食後2時間の血糖値も同様です。糖尿病の評価で最も一般的に使われるHbA1cは、直近約2ヵ月の血糖値コントロールの状態を評価できますが、血糖値スパイクを見つけることはできません。外来での糖負荷試験を実施したり、電極を2週間程度貼り付けて随時血糖値を評価する機器を使えば血糖値の変動をとらえることができますが、一般的な歯科での実施は簡単ではありません。より簡便に、経済的に食後高血糖を検出する手段として、グリコアルブミン(GA)、1.5–アンドヒログルシトール(1.5AG)などの血液検査指標も検討に値します。

◉GI値とGL値

　「血糖値を上げないために、GI値の低い食品を摂ろう」などという呼びかけをあなたは目にしたことがあるかもしれません。最近は「GI値」という言葉はご存じの方も増えています。

　GI値とは、グリセミック・インデックス(Glycemic Index)の略で、その食品が血糖値を上げる度合いを示しています。グルコースを摂取したときの血糖値上昇率を100として相対的に表したものですが、通常の食生活の実態を反映しない場合があります。GI値はその食品で50gの糖質を摂ったときの血糖値の上がりやすさを示しているからです。たとえばスイカのGI値は72で高GI食品に分類されますが、**表4**の例では1kgのスイカを食べた場合の血糖値ということになり、現実的ではありません。

　ですから近年、より実用的な指標として、通常の1食分の血糖値の上がりやすさを示したGL値(Glycemic Load)への注目が高まっています。

　スイカ(豪州産)のGI値は高いですが、GL値は4とかなり低め。それに対しマカロニや米飯はGL値が高く、1食で血糖値をかなり上げることがわかります。GI値は糖質量そのものを重視し、GL値は食材の実態を反映させたものといえるでしょう。上手に使い分けていきたいものです。

表❹ GI値とGL値(参考文献[9]より引用改変)

食品名	GI 値	1 食分 (g)	糖質量 (g)	GL 値
スイカ（豪州産）	72	120	6	4
アイスクリーム（高脂肪）	37	50	9	4
マッシュポテト	74	150	20	15
マカロニ	47	180	48	23
米飯（コシヒカリ）	48	150	38	18
チョコレートバー	65	60	40	26
お粥	58	250	22	13
コーンフレーク	81	30	26	21

※GI値・GL値は測定機関により若干の差がある

●正しい低糖質食のススメ

　「じゃあ糖質を摂るのは極力控えればいいんだ」と思ったあなたは、大事なポイントを見逃しているかもしれません。低糖質食が有効といっても、糖質を減らした代わりにタンパク質や脂質の摂取を増やさなければ、筋肉などの構造タンパク質が消費されて痩せるというより「病的にやつれて」しまったり、機能性タンパク質の不足から生体恒常性を乱すことになったりしかねません。とくに不調を抱えている人や高齢者の場合は、低糖質食に詳しい専門家に相談した検査データを基にして、本当に必要なもの、必要な量を突き止めていくことが大事です。それが最も効果的で、しかも安全な方法といえるでしょう。

【参考文献】

1）International Diabetes Federation：糖尿病における 食後血糖値の管理に関する ガイドライン 2011. http://www.idf.org/sites/default/files/2011_ Postmeal_ glucose_JP.pdf

2）Schmidt AM, Weidman E, et al.: Advanced glycation endproducts (AGEs) induce oxidant stress in the gingiva: a potential mechanism underlying accelerated periodontal disease associated with diabetes. J Periodontal Res. 31: 508-15, 1996.

3）Katz J, Bhattacharyya I, et al.: Expression of the receptor of advanced glycation end products in gingival tissues of type 2 diabetes patients with chronic periodontal disease: a study utilizing immunohistochemistry and RT-PCR. J Clin Periodontol, 32: 40-44, 2005.

4）Yamazaki T, Yamori M, et al.: Mastication and Risk for Diabetes in a Japanese Population: A Cross Sectional Study, PLoS ONE, 8: e64113, 2013.

5）New Research Exposes the Health Risks of Fructose and Sugary Drinks；Press Releases. The Journal of the American College of Cardiology, Sep 28, 2015,

6）Hsu TM, Konanur VR, et al.: Effects of sucrose and high fructose corn syrup consumption on spatial memory function and hippocampal

- 患者：27歳・女性
- 主訴：歯がしみる
- 現症・所見：年齢のわりに咬耗が進んでおり、臼歯部隣接面のほとんどがう蝕の既往があることや、本人の自覚からグラインディングの習癖ありと判断した。食生活は糖質の過剰摂取がみられた
- 診断：ブラキシズムによる知覚過敏
- 経過：

2月9日	ナイアシンアミド450mg／日を中心に、ビタミンB群のサプリメントの摂取を開始するとともに食事指導を行った
3月8日	あまり変化を感じない
3月19日	Hys（Hyper sensitivity：知覚過敏症）症状が徐々に軽減
4月15日	Hys症状をまったく感じなくなった。夜間に目が覚めることもなくなった
6〜9月	徐々にサプリメントを中止、Hys症状の再発なし

- 指導：食事指導では、一食あたり糖質40ｇ程度の低糖質食、就寝前にナッツなどの補食を指示した
- 対策：就寝時のブラキシズムの原因として、低血糖状態による交感神経の活動亢進の可能性を考え、糖質の代謝やエネルギー産生に重要なビタミンであるナイアシン（ビタミンB3)のサプリメントを処方した
- 考察：食生活の改善により低血糖症が是正されたため、睡眠の質が改善したと考える

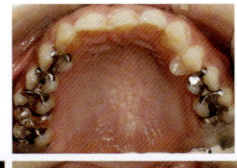
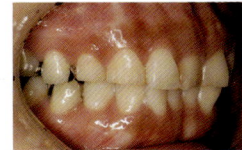
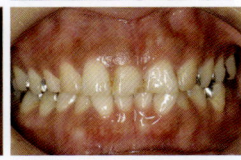
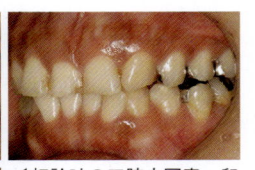
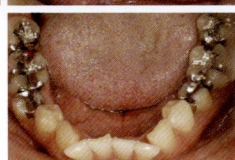

◀初診時の口腔内写真。臼歯部隣接面のほとんどにう蝕の既往があることや、本人の自覚からグラインディングの習癖ありと判断。年齢の割には前歯部の咬耗が進んでいる

neuroinflammation in adolescent rats. Hippocampus, 25: 227-239, 2015.

7) Pepino MY, Bourne C: Non-nutritive sweeteners, energy balance, and glucose homeostasis. Curr Opin Clin Nutr Metab Care, 4: 391-395, 2011.

8) Suez J, Korem T, et al.: Artificial sweeteners induce glucose intolerance by altering the gut microbiota. Nature, 514: 181-186, 2014.

9) Foster-Powell K, Holt SH, Brand-Miller JC: International table of glycemic index and glycemic load values. Am J Clin Nutr, 76: 5-56, 2002.

10) Baumgartner S, Imfeld T: The impact of the stone age diet on gingival conditions in the absence of oral hygiene. J Periodontol, 80: 759-768, 2009.

ケトジェニックは「いかにやさしく？」の時代に

　若干の異論はあるものの、体内にケトン体を生成するような食事（ケトジェニック・ダイエット）が健康やアンチエイジングに有用であるかどうかの是非は、もうほとんど議論にならない状況となってきました。

　それを「誰でもカンタンにできるようにするパッケージ」をどう提供するか、という段階に入ったといえるでしょう。毎年視察しているA4M（アメリカ・アンチエイジング医学会）では、2015年以前には限られた業者だけが商品に使っていた「Ketogenic」の文字が、2017年以降は全米大手のサプリメーカーのラインナップにも複数登場していたのはその表れです。わが国でも、これからはそのようなパッケージをまとめて提供するようなサービスが出てくるかも知れません。

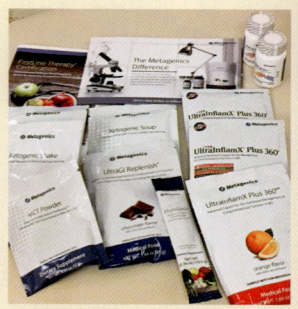

▲「Ketogenic」の文字を冠した製品が複数のサプリメントメーカーから発売されている。写真は米国のトップブランド・Metagenicsの製品群

FMD（Fasting Mimicking Diet）はブレイクするか

　栄養と健康に関心のある方であれば、断食（Fasting）に多くの効能があることはご存じだと思います。ただし、注意をして実施しないとデメリットが生じることもあり正しい実践が必要とされています。その欠点をカバーしたのがFMDで、直訳すれば「断食に似せた食事法」ということですね。

　南カリフォルニア大学のDr.V.Longoが考案したもので、簡単にいえば、月に1回、5日間だけ断食ではなくカロリーを35％から50％に抑えた食事をすることで、断食と同じかそれを上回るメリットが得られるというものです。

　体重減少、内臓脂肪の減少、筋肉量の増加、血糖値のコントロール、さらに免疫力の強化、がんの減少など、膨大な臨床データが蓄積されています。こちらも米国内では実践しやすいようなパッケージが用意されています。

Fasting Mimicking Diet (FMD)

- Periodic Fasting
- Involves severe caloric restriction for 5 days out of the month (75% of calorie needs or less)
- Developed by Dr. Valter Longo, University of Southern California Longevity Institute
- Plant-based foods provide 770-1100 calories/day
- Improves protectionist and rejuvenation mode
- Optimizes positive metabolic effects

▲FMDの考案者Dr.V.Longoは2年連続でアメリカ・アンチエイジング医学会（A4M）年次総会の基調講演者（Keynote Speaker）を務めた。これは異例なことである

石器時代に戻ってみたら歯周病は……

　2009年に非常に興味深い実験結果[10] が発表されました。紀元前4千年〜3千五百年前の石器時代の食生活を含む環境を再現し、2家族を含む老若男女10人が4週間そこで生活して健康状態や口腔内の変化を調べるというものです。電化製品などはもちろん使用できず、野生のヤギの肉、自然の果実やハーブ、品種改良されていない未精製の穀物などを摂取しました。期間中にはデンタルフロスや歯間ブラシなどの補助清掃具はもちろん、歯ブラシも一切使用できませんでした。その結果驚くべきことに、口腔衛生が不十分だったにもかかわらず歯周病の各種指標はよくなっていたのです。

　検査時の歯肉出血（BOP）は34.8％ から 12.6％ に減少（P<0.001 で有意差あり）、歯周ポケットの深さは平均0.2㎜減少（P<0.001で有意差あり）しました。プラークは増えましたが、歯周病に関連する細菌はむしろ減ったとのことです。口腔所見以外では高脂血症の被験者の血清脂質、ホモシステイン、CRP（いずれも心血管疾患のリスク因子）の減少がみられました。筆者はこれらの結果を「現代の食事との最大の違いは、精製された砂糖を摂らないことだ」と考察しています。

　歯周病がまさに生活習慣病であり、その大きな要因が毎日の食事であること、とりわけ精製度の高い糖類の影響が大きいことを示していますね。

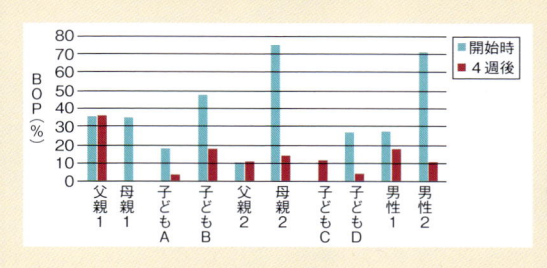

◀実験開始前と開始4週後のBOPの比較。大部分の被験者でBOPが大幅に減少

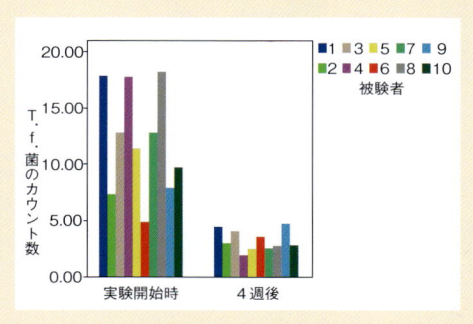

◀舌から採取したサンプルでのTannerella forsythensis（T.f.菌）のカウント数の比較。実験開始後4週で大きく減少している

高齢者ほど危険が高まる

　p.53で平成28年国民健康・栄養調査での糖尿病のデータをお示ししましたが、同調査でもう一つ、注目の結果があります。年齢が上がるほど「糖尿病が強く疑われる者」の割合が高くなることがわかったのです。30歳代女性では1.3%ですが、50〜59歳になると12.6%、70歳以上になると23.2%と増えています。男性も30歳代では0.7%ですが、50〜59歳は6.1%、70歳以上は16.8%でした。これにはいろいろな要因が考えられますが、そのひとつに「クチの老化による食生活の変化」が挙げられるでしょう。

　やはり厚労省から、歯の数と摂取している栄養素の関係を示すデータが出ています。それによると、大部分の栄養素は歯数が減ると摂取量が減っていきますが、ひとつだけ歯数にかかわりなく摂取できている栄養素があります。それが炭水化物です。食材別では咀嚼の必要が低いイモ類、穀類が多くなっていて、加齢に伴う歯の減少、摂食嚥下能力の低下が炭水化物の摂取割合を高くしていると思われます。イモ類や穀類には糖質が多く含まれ、血糖値を上げる直接の原因となりますから、糖尿病に影響するのでしょう。歯の数を減らさなければ高齢になってもよく噛むことはできますから、「糖尿病になりにくい食事」をするためにもクチの状態をよく保つことは必要ですね。

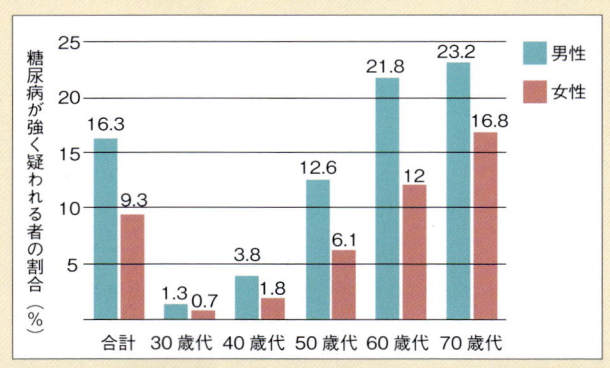

▲年代別の「糖尿病が強く疑われる者」の割合。50歳代以降急速に増加する（平成28年国民健康・栄養調査より引用改変）。厚労省の「歯科疾患実態調査」によると、歯周病が悪化する人が過半数を超えるのも同じ50歳代

4 ビタミンB群とエネルギー産生
——より充実した生活のために

　「ビタミンB（VB）群」というと、皆様はどんなイメージをおもちでしょうか？　「ビタミンCや鉄ならわかるけど、ビタミンBは口内炎くらい？」という方も少なくないかもしれません。ところが、ビタミンB群の働きを学ぶにつれて、「ビタミンBの知識なしに、私たちは患者さんを健康にすることは決してできない」ということが実感できるようになります。

　ビタミンB群には多くの種類がありますが、それぞれが単独で行う作用というのは比較的少なく、多種のビタミンBが相互に作用しながら体内の代謝をスムーズに動かしています。歯周組織の健康を保つために必要なのはもちろんのこと、全身の健康を守るためにとても大事な役割を担っているのです。

　私は、われわれ歯科のことを「健康の門番（ゲートキーパー）」と呼びましたが（p.14参照）、その役割をまっとうするためにはビタミンB群への理解が不可欠と考えています。

◉ビタミンBが鍵になった症例

　たとえば、こんな患者さんが健康になるために、あなたならどうかかわりますか？

患者：32歳、女性、メインテナンスに通院中

口腔内所見：軽度の歯周病、歯肉の発赤、腫脹を認める。著明な舌苔あり（図1）。

全身所見：肌荒れ、生理痛、朝起きられない。

食生活：朝食は抜き（夜中食べるため）、昼食は勤務先のスーパーのお惣菜を少しとおにぎり1個程度。夕食は19時、就寝は23〜24時。夜中も甘い物を食べている。睡眠が浅く、怖い夢を見る。何度か目が覚める。間食はお菓子で、1回にあまり食べられない。胃の調子はあまりよくない。下痢をする。野菜・キノコ・海藻は嫌い。

　この患者さんに対してオーソモレキュラー栄養療法を行うにあたり、

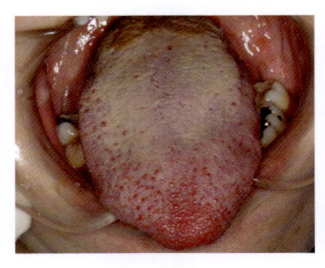

図❶ 舌全体に黄白色の
厚い舌苔を認める

健康診断の検査結果と臨床症状から診断を行いました。当院で血液検査
は実施していません。おもに臨床症状から不足している栄養素を割り出し、
それに対応した食事指導、サプリメント処方を行って改善傾向が得られ
ましたが、そこで鍵になった栄養素の１つがビタミンB群でした。

　本項ではビタミンB群の重要ポイントを押さえながら、そのプロセス
についてお話ししていきます。

◉すべてに優先されるもの

　生命維持にとって最も大事なことは、エネルギー（ATP）の産生です。
p.33で、タンパク質の役割を「構造・運搬・機能」に分けてお話ししまし
たが、その役割が十分に発揮されるには「エネルギーの原料（基質）が充足
している」のが前提です。もしもそれが不足している、あるいは最も望ま
しい基質（脂質）を十分に代謝する準備が不十分ならば、摂取したタンパ
ク質は本来の役目を果たすことなくエネルギーとして燃やされるばかり
か、体内にストックしているタンパク質の目減り、たとえば筋肉が落ち
てしまうなどといった望ましくない事態を引き起こすことになります。
より理想的なエネルギー産生の過程で、最も不可欠な栄養素がビタミン
B群なのです。

◉エネルギー工場に必要なもの

　生体にとってベストなエネルギー源である長鎖脂肪酸は、カルニチン
の助けを借りてミトコンドリアの内膜を通過し、エネルギーを生み出し
ます。そこでもビタミンB群は重要な役割があります（p.51、column4参
照）。

◉スムーズな栄養素代謝に不可欠

　ビタミンB群の大きな役割は、さまざまな代謝での「補酵素」としての働きです。タンパク質である酵素に対して、補酵素はビタミンやミネラルであることが多く、酵素が本来の役目を果たすためには補酵素と結合することが必要です。代表的な例として、アラニンアミノ基転移酵素（Alanine transaminase：ALT）の補酵素としてのビタミンB6の例が挙げられます。

◉チームワークは抜群

　ビタミンに限らず、多くの栄養素は消化吸収や血液中を運搬される過程では前駆体や非活性型の形をとっていることが多くなります。それが必要とされる場所に達して、作用を発揮できる活性型になることが必要です。ビタミンB群の場合、その活性化はそれぞれのビタミンB間でお互いに関係します。たとえば、ナイアシンやビタミンB12は葉酸の活性化に、ビタミンB2はビタミンB6の活性化に必要です。他にも亜鉛とビタミンCなども深く関与しますが、お互いに関連しながら複雑な代謝経路の働きを維持しています。ですから、ビタミンBはそれ単独で摂取するよりも、「ビタミンB群」として取り入れたほうがメリットは大きいといえます。

◉ビタミンBが不足すると

　ビタミンBの補酵素としての最も大切な役割は、エネルギー産生です。それが不足すれば、生体のメインエンジンである脂質などを燃料にしたATP産生（TCAサイクル、電子伝達系）だけでなく、糖質を使うより原始的なエネルギー産生の仕組みである「解糖系」までもが滞ることになります。その結果、今回の症例のように疲れやすい、朝起きるのがつらいなどの症状が出やすくなります。また、糖尿病や血糖調節障害（低血糖症については、p.56参照）がある場合には、ビタミンB群が不足している頻度が高くなります。これは、空腹時でも血糖値を一定に保つ機能である「糖新生」にもビタミンB群が深く関与するためです。また、これ以外にもビタミンB群の作用には以下のようなものがあります。

1．アルコールの代謝

　摂取したアルコールが、アセトアルデヒド・酢酸を経てエネルギーとして使われる過程で、ビタミンB群（とくにビタミンB1）が消費されます。飲酒前後のビタミンB群の補充は大切です。

2．タンパク質(アミノ酸)の代謝

　種々のアミノ酸のアミノ基 ($-NH_2$) を移動させ、グルタミン酸を生成する「アミノ基転移反応」の補酵素としてビタミンB群（とくにビタミンB6）は必須で、タンパク質代謝の重要なステップです（図2）。

　オーソモレキュラー栄養療法では、一般的には肝機能の評価として使われるALTや、肝細胞をはじめとして赤血球、心筋、骨格筋などに分布し、それらの障害の有無の判断に用いるAST（アスパラギン酸アミノ基転移酵素）をタンパク質代謝の指標として用います。これらの酵素の活性を保つ補酵素としてビタミンB6が関与しますので、ビタミンB群はタンパク質代謝のキーポイントということになります。

3．皮膚、粘膜の炎症を抑える

　皮膚や消化器官の粘膜の再生にも、ビタミンB群は関与します。これは核酸の合成や細胞分裂に必要となるためです。口内炎の治療にビタミンB群が使われるのはこのためです。ビタミンB1、ビタミンB5（パントテン酸）はビタミンCとともに副腎皮質の働きを活発にし、コルチゾール（ステロイドホルモンの一種）の産生を助けます。アトピーなどのアレル

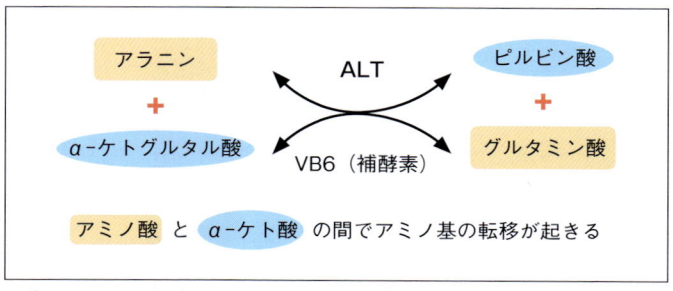

図❷　アミノ基転移反応の一例
非必須アミノ酸を体内で合成するために不可欠な経路。ビタミンB6の過不足が活性を左右する。糖新生の主要な経路であるグルコース・アラニンサイクルでも重要な反応となる

ギーの改善にも十分な補充が必要となります。

４．神経を保護し、働きを維持する（神経伝達物質）

　胎児の脊椎二分症を予防するためにビタミンBの一種である葉酸が大事な働きをしており、妊産婦に必須の栄養ということをご存じの方も多いでしょう。ビタミンB群の働きはそれだけではなく、ドーパミン、メラトニン、セロトニン、GABAなどの脳内の神経伝達物質の生合成に、鉄やビタミンCなどとともに深くかかわっています。イライラしやすい、怖い夢をよくみるなど、本症例にもみられた精神的な不安定さにも、ビタミンB群が有効な場合があるのはこういった理由です。舌痛症などの不定愁訴にも効果を示す可能性があります（p.35、図３参照）。

５．ビタミンB12吸収と唾液・胃液

　ビタミンB12は、葉酸とともに別名「造血ビタミン」とも呼ばれます。これは赤血球の分化・成熟に不可欠なためで、不足すると正常な赤血球が減少し、貧血（巨赤芽球性貧血）となります。そして、ビタミンB12の消化吸収には以下のようなステップがあり、唾液と胃液が十分に分泌されることが必要です。

- 食物中のビタミンB12はタンパク質と結合しているが、胃のタンパク質消化酵素であるペプシンの作用でビタミンB12が遊離する。
- 胃の中でビタミンB12は、唾液に含まれるハプトコリンと強く結びついて安定化する。
- ビタミンB12とハプトコリンの結合体は、十二指腸でハプトコリンが膵液によって消化され、再び遊離したビタミンB12は胃で分泌された内因子と結びつく。
- ビタミンB12と内因子との結合体は、回腸終端部で腸上皮細胞から吸収分解され、ビタミンB12は血中の運搬タンパクであるトランスコバラミンと結合し、おもに肝臓に貯蔵される。

　健康な成人では、食事からのビタミンB12の吸収率は50%程度であるといわれています。胃の摘出手術を受けていたり、ヘリコバクター・ピロリ（*Helicobacter pylori*）感染による萎縮性胃炎などにより内因子の分泌障害があると、吸収率が低下してビタミンB12不足となるリスクが高ま

ります[1]。

　本症例での著明な舌苔は、ビタミンB12が豊富な肉類や食物繊維の不足があり、下痢もあることから、口腔内フローラだけでなく胃腸機能や腸内環境にも問題があることが推察できます。

◉ビタミンBが鍵になった症例〜その後

基本的な歯周治療：歯科衛生士によるブラッシング指導、歯周基本治療。

食事指導：お菓子を食べる頻度・量を減らし、肉・魚などのタンパク質を多めに摂るように指導。朝食を抜くことが多いため、卵・納豆などの摂取を勧める。

サプリメント：お腹の調子をみながら、ビタミンB群とヘム鉄の摂取を開始。

■**栄養療法開始から10日後**：朝起きるのがすごく楽になった。お菓子をかなり減らすことができたので、夕食を以前よりしっかり摂れる。体調がすごくよいので、これから生理がくるがあまり嫌ではない。

■**栄養療法開始から1ヵ月後**：生理中に鎮痛薬を飲まずに済んだ。夜中に目覚めることもなくなり、以前よりも睡眠がとれている。

当院スタッフが感じた彼女の変化：栄養療法開始前よりも顔色に赤みが差した。朗らかで元気な印象に変わった。

考察：本症例では、当院での血液検査は実施していません。しかし、臨床症状と生活習慣・食習慣から糖質過多・動物性タンパク摂取不足があきらかで、それによるビタミンB群・鉄の欠乏が容易に推察できました。健康診断での血液データはそれを補完する役割ということになります。食事指導・サプリメント摂取後の体調の変化は、あきらかなエネルギー産生の向上や睡眠時の安定が得られ、予想どおりともいえました。結果、栄養療法への信頼を得ることができたように思います。

【参考文献】

1 ）Kaptan K, Beyan C, et al.: Helicobacter pylori--is it a novel causative agent in Vitamin B12 deficiency?. Arch Intern Med, 160: 1349-1353, 2000.
2 ）Higashi-Okai K, Nagino H, et al.: Antioxidant and prooxidant activities of B group vitamins in lipid peroxidation. J UOEH, 28: 359-368, 2006.

ビタミンB群には抗酸化力もある

　これまでお話ししてきたように、ビタミンB群のおもな働きはエネルギー産生を中心とした代謝活性の補酵素と考えられてきました。しかし近年、ビタミンB群にもビタミンCやビタミンEなどのように抗酸化作用がある[2]ことがわかってきています。脂質の酸化抑制作用を調べた実験では、ビタミンB1、ビタミンB2、葉酸、ナイアシンは初期の脂質酸化を促進しますが、時間経過とともに酸化抑制の作用が強くなります。ビタミンB12やビタミンB6は若干違う経過をとりますが、同じく酸化抑制作用を示します。この意味でも、酸化ストレスにさらされやすい現代人にとって、ビタミンB群の重要性はますます高まっているといえるでしょう。

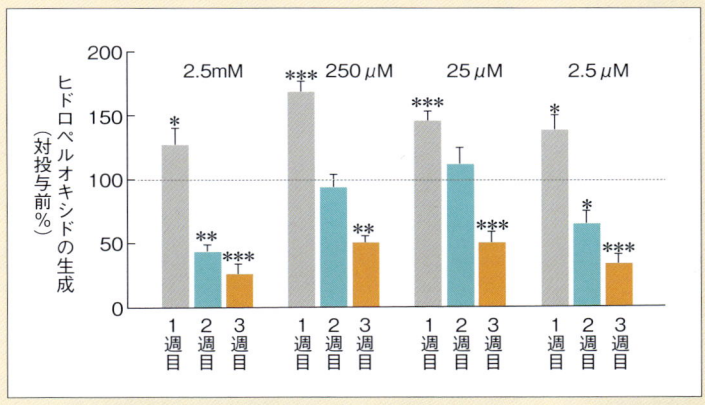

▲リノール酸の過酸化状態における過酸化水素発生へのビタミンB1の影響。濃度にかかわらず、時間の経過に伴い抗酸化力を発揮する

5 酸化ストレスと抗酸化物質

　ごく単純にいえば、「酸化」とは他の分子から電子を奪う作用のことです。分子は酸化されることによって別の物質になったり、立体構造が変化したりすることで本来の働きを失ってしまいます。また、遺伝子 (DNA) が酸化によって損傷すれば、がん発生の原因となります。糖尿病や動脈硬化、その他の生活習慣病の予防には、物質を酸化させる力 (酸化ストレス) をいかに軽減するかが重要ということになります。

●ミトコンドリアの宿命

　しかしながら、私たちは大きなジレンマを抱えています。生命の維持に最優先の、細胞内のミトコンドリアで行われるエネルギー (ATP) 産生では酸素が欠かせません。ところが、その過程で活性酸素がどうしても発生してしまうのです。ただ、生体は活性酸素による酸化ストレスを打ち消す仕組みを備えています。それが正常に機能していれば「抗酸化力」が発揮され大きな障害は生じませんが、栄養素 (タンパク質、鉄、亜鉛、その他) の不足などにより、十分に働かないとさまざまな障害が発生するリスクが高まるのです。

●現代社会と酸化ストレス

　現代社会に生きる私たちは、多種多様な酸化ストレス発生源に囲まれています。18世紀後半に始まった産業革命による工業化で人類の生活は一変しましたが、便利な生活と引き換えに大気汚染や土壌汚染、海洋汚染が生じ、そこには酸化ストレスの原因が溢れています。また21世紀のIT革命は、大きな利便性と引き換えに私たちにいままで経験したことがない負荷を与えていて、それも活性酸素を発生させています。これらは自分自身でコントロールできるものもありますが、地球上で生きている限り逃れられないものも少なくありません(図1)。

　逃れられないのであれば、活性酸素を打ち消す「抗酸化作用」を高めたり、原因物質を排出する能力 (解毒作用) を活性化させたりなど、酸化ストレ

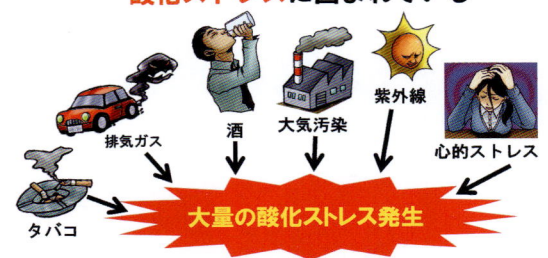

現代社会は酸化ストレスに囲まれている

排気ガス　酒　大気汚染　紫外線　心的ストレス

タバコ

大量の酸化ストレス発生

対策→抗酸化能力・排泄能力のアップ

図❶　現代社会に溢れる酸化ストレス

スに対抗する手段を考えざるを得ないことになります。

◉抗酸化物質とは

■ その栄養素自体に抗酸化作用がある
- ビタミンC（親水性、多彩な作用）
- ビタミンE（疎水性、細胞膜を守る）

■ 尿酸、ビリルビン、Co-Q10、グルタチオンなどの体内でつくられる抗酸化物質

■ 抗酸化酵素(SOD、カタラーゼなど)の活性を上げるもの
- ビタミンB群、ビタミンCなど
- 鉄、亜鉛、カルシウム、マグネシウムなどのミネラル

（多くの酵素をつくるにはタンパク質が必要）

■ ケトン体(p.79参照)

■ 水素

　ここでいう水素はpHに影響を与える水素イオン（H^+）ではなく、分子状の水素（H_2）のことです。分子量の小さい水素は生体への浸透性が非常に高く、細胞の核内にまで達するといわれています。そして強力な活性酸素（ヒドロキシラジカル）や活性窒素（ペルオキシナイトライト）、過酸化脂質など生体にとって毒性の強い物質に対して抗酸化力を発揮し、生体内でも利用されることがある過酸化水素やスーパーオキシド、一酸化窒素などには働かない「選択的抗酸化力」を発揮するのが特徴です。

■ フィトケミカル（ファイトケミカル）、phytochemical

　植物は動物と違って、外敵から逃げるために移動する手段がありません。そのため、紫外線や昆虫など、自身にとって有害なものから身を守るために色素や香りなどの成分を作り出しています。それがフィトケミカルです。それは私たちの健康を守るうえでもとても役立つため、ぜひ摂取したいものとなっています。大きく分けて脂溶性のカロテノイド、水溶性のポリフェノール、そして含硫化合物などに分けられます。

　フィトケミカルが最も活躍するのは、「酸化ストレス」が大きくなった場面です。他の分子を酸化させる力をもった活性酸素やフリーラジカルを打ち消す力を発揮して、タンパク質や脂質の酸化を防いだり遺伝子（DNA）の損傷を減らしたりすることで、老化やがん、動脈硬化などの生活習慣病のリスクを低くしてくれるのです。そのうちのいくつかをご紹介します。

・リコピン

　カロテノイドの一種で強い抗酸化作用があり、フリーラジカルの中でも強力な「一重項酸素」を打ち消す能力が高いです。トマトの赤い色素ですので積極的に摂りたいですが、糖度の高い「フルーツトマト」などは糖質量に注意しましょう。

・アスタキサンチン

　カロテノイドの仲間のアスタキサンチンは、微生物、藻類、動物などに広く分布する色素です。ビタミンEなど通常の抗酸化物質は細胞膜の内側か外側の片方にしか存在できませんが、アスタキサンチンは両側にまたがって抗酸化作用を発揮します。

・レスベラトロール

　ポリフェノールの一種で、ブドウ、ピーナッツの渋皮などに含まれています。抗酸化作用だけでなく、血流や血糖コントロールの改善効果などが認められています。赤ワインが健康によいといわれる大きな理由がこのレスベラトロールですが、アルコールの摂り過ぎにはくれぐれも注意しましょう……。

6 脂質のトリビアをひも解く

●「不当判決」を受け続けてきた脂質

「健康のため、脂っこい食事は避けています」

患者さんのこんな言葉に何と答えますか?

「そうですね、太るもとですから控えましょう」と指導されるでしょうか?

ところが、ダイエットがうまくいかないことや、動脈硬化が進む原因は別にあることも少なくないのです。生体内で果たしている本当の役割を紹介することで、脂質の「名誉回復」のきっかけになればと思います。

●燃費は最高なのに、嫌われ者

三大栄養素の一つである脂質は、生命活動において重要な役割を果たしています。それと同時に、いろいろな面で誤解を受けていることも事実です。タンパク質と糖質は、1gあたり4kcalのエネルギーを発生しますが、脂質は1gで9kcalと倍以上。非常に効率のよいエネルギー源です。それなのに「アブラは太る、動脈硬化の原因だ」と人気がありません。

●細胞膜はダイナミックな生命活動の舞台

生物の基本的な構造である「細胞膜」は、「脂質二重層」と呼ばれるリン酸と脂質(脂肪酸)が結合したものです。細胞膜は生物の「内と外」を分けると同時に、生命維持に必要な物質を取り込んだり、不要なものを捨てたりする大事な役割をもっています。

「ヒトは食べたものでできている」(p.32参照)の項では、身体の構造をつくるのはタンパク質とお話ししましたが、細胞膜レベルでみれば主役は脂質なのです。その脂質の種類によって細胞膜の性質は変化し、アンチエイジングにも、老化にも繋がります。

●現代では嫌われがちな中性脂肪

中性脂肪は、歯科臨床でも使われるグリセリンが脂肪酸と結合したも

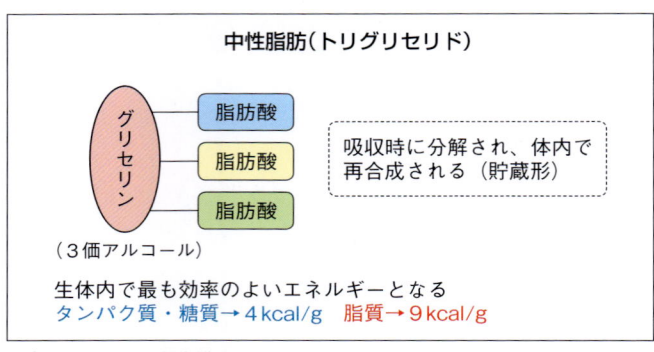

図❶　中性脂肪の基本構造

ので、みなさんよくご存じでしょう。食物に含まれる油はもちろん、ダイエットの際に敵視される皮下脂肪や、メタボリックシンドロームの元凶である内臓脂肪の正体も、この中性脂肪です（図1）。

　食物供給が不安定だった狩猟・採集時代、ヒトは飢餓に備えて体内にエネルギー源を蓄える仕組みを整えました。その最も効率のよいかたちが中性脂肪なのですが、先進国では生活家電や移動手段が発達して体力を使わなくなり、また食物が有り余っている現代ではカロリー過多になりやすく、「高性能な燃料貯蔵庫」がむしろ仇となっているのです。これは脂質という栄養素自体の問題というよりも、食生活・生活習慣全般の問題といえるのではないでしょうか。

●動物性脂肪は体内で固まる？！

　脂質の主成分である脂肪酸には、多くの種類や分類があります。その大まかな働きをご紹介しますが、なかには意外な一面をもっているものもあります。

　脂肪酸の構造は水素のついた炭素が鎖状に繋がっている状態で、その鎖がまっすぐなものを飽和脂肪酸、折れ曲がっている（二重結合を含む）ものを不飽和脂肪酸と呼びます。飽和脂肪酸は安定な構造で、これが構成成分として多くなるとバターやココナッツオイルなどのように、常温で固体となります。それに対し、魚油やえごま油、菜種油のように不飽

和脂肪酸の比率が高くなると常温では液体です。

　これを目の当たりにして、「バターや肉の脂は血管の中で固まるから脳梗塞や心筋梗塞の原因になる！」と思っている方がいるのは本当に驚きです。食物中の脂質は血管内を移動するときには、LDLやHDLのようにタンパク質にくるまれた形（リポタンパク）で存在しますので、飽和脂肪酸がそのまま血管内で固まることはあり得ないのです。

◉もういらない？「必須脂肪酸」

　不飽和脂肪酸のうち、二重結合の数が１つのものを１価不飽和脂肪酸、２つ以上のものを多価不飽和脂肪酸といいます（**表１**）。二重結合が増えるほど他の分子と反応しやすくなるため生体内で多様な働きをしますが、一方で酸化されやすく、不安定な性質でもあります。菜種油やえごま油など、常温で液状の油にはこれが多く含まれており、さらに二重結合の位置によってω（オメガ）３、ω６などに分類されます。これらの不飽和脂肪酸から体内で代謝物（エイコサノイド）が生じますが、ω３からは抗炎症性の、ω６からは炎症を助長する物質が生成されます。不飽和脂肪酸は炎症の進展・消退に深くかかわっており、ω３とω６の摂取比率（ω３/ω６比）が動脈硬化やアレルギー反応などの進行を左右することになります。

　ω３とω６は、いずれもヒトの体内で合成できない「必須脂肪酸」ですが、現代人の食生活では圧倒的にω６過剰になっているために、慢性炎症が増加する一因となっているのです。この「ω３/ω６比」を改善することは、歯科領域でも消炎鎮痛薬の長期投与を避け、慢性炎症を緩解させる手段の選択肢として検討できます（次頁症例参照）。

◉ココナッツオイルが認知症に即効なわけ（ケトン体）

　糖質の摂取量を減らした状態では、脂質がおもなエネルギー供給源となります。そのとき肝臓ではケトン体（β-ヒドロキシ酪酸など）という物質ができます。このケトン体、糖尿病が進行すると増加することから以前は有害な物質と考えられていました。

表❶　脂肪酸の分類。化学構造が生体内での用途や振る舞いに密接に関連する

常温で固体 （動物性）	飽和脂肪酸	パルミチン酸 カプリル酸など	牛豚鶏の脂 バター ココナッツ油 など	酸化に強いため加熱調理に適する。エネルギー源として最適だが、カロリーオーバーには注意。中鎖脂肪酸はケトン体を生成しやすい
常温で液体 （植物性）	1価 不飽和脂肪酸	オレイン酸 （ω9）	オリーブ油 ナッツなど	幅広い用途に適する。LDL降下作用あり
	多価 不飽和脂肪酸	リノール酸 （ω6）	大豆油 コーン油など	現代人の大多数が摂取過多だが、代謝産物のγ-リノレン酸はアトピー性皮膚炎、月経前症候群（PMS）などの緩和に効果的
		α-リノレン酸 （ω3）	亜麻仁油 しそ油 えごま油など	抗炎症作用のある代謝産物を生成する。ω3/ω6比を高くするよう積極的に摂取したい。加熱すると酸化しやすい
		EPA・DHA	青魚・魚油	ともに強力な炎症収束作用をもつ伝達物質（SPM）を生成し、抗炎症作用を発揮する

症例　根尖性歯周炎の症状緩和にω3脂肪酸のサプリメントを補助療法として使用したケース

- **患者**：男性・61歳
- **初診時の所見**：3月14日。打診痛。咬合痛、感染根管処置開始（水酸化カルシウム貼薬）
- **治療**：
  - 4月17日までに貼薬を4回行うも、打診時の違和感消失せず
  - 4月29日よりω3サプリメント（1日量：EPA764㎎、DHA236㎎を含む、ω3脂肪酸；1,100㎎ + ビタミンD3；1,000IU）を摂取開始
  - 5月19日：症状が軽減し、痛みがあまり気にならなくなった
  - 6月8日：根充（側方加圧）
- **考察**：違和感が消失せず、根充に至らないケースでの「次の一手」として、消炎効果を狙って栄養アプローチを行ったケース。腸内環境を悪化させるリスクの高い抗菌薬・抗炎症薬を漫然と投与する事態を回避できた

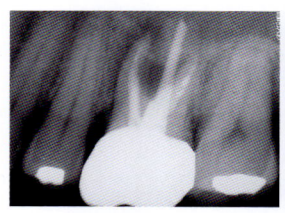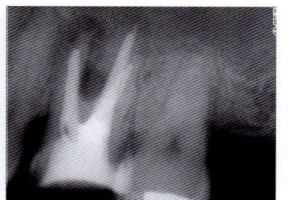

▲感染根管処置。左：術前、右：根充後

糖質、タンパク質、脂質からエネルギー（ATP）産生までの経路

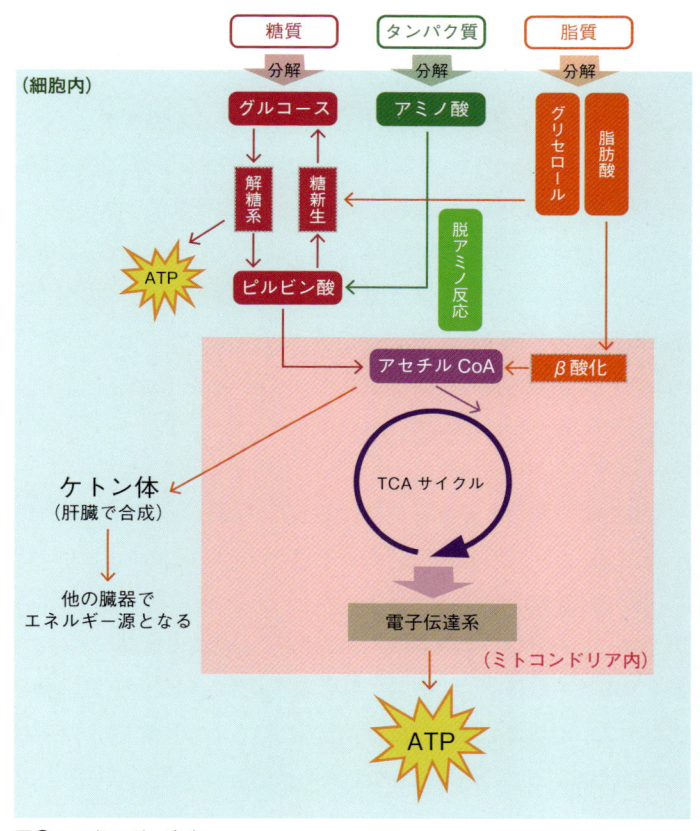

図❷　エネルギー産生

　脳には栄養供給を受ける血液から必要な物質だけを取り込み、脳にとっ
て有害なものをシャットアウトする「血液脳関門」がありますが、ケトン
体は水溶性でそこを通過でき、脳をはじめ多くの臓器でエネルギー源と
して利用されることが近年再認識されてきました。また、長寿遺伝子
（SIRT3）の発現をコントロールするエピジェネティクスに関与すること、
それ自体が抗酸化作用をもつことなどから抗加齢医学の分野では重要な
トピックとなっています（**図2**）。
　脳が通常、エネルギー源として使うのはグルコースですが、代表的な
認知症であるアルツハイマー病（AD）では、脳の細胞がグルコースをうま

く使えなくなっていることがわかってきました。つまり、AD患者の脳組織ではエネルギー不足が起こり、機能不全に陥っているわけです。そこで、もうひとつのエネルギー源であるケトン体を生み出しやすい食事（ケトジェニック・ダイエット）が注目されています。中鎖脂肪酸を多く含むココナッツオイルはケトン体を生成する代謝経路（「ケトン体回路」と呼ばれることが多い）の着火剤として働くため、グルコースをうまく使えなくなった認知症患者の脳に迅速なエネルギー供給が可能になり、劇的な改善が得られる場合があるのです（図3）。さらに最近では、中鎖脂肪酸だけを抽出精製した「MCTオイル」も入手しやすくなっていますので、うまく活用したいですね。

◉ω3系は記憶力の源泉

　ω3系脂肪酸が記憶力を改善するかどうか、複数の論文をあわせて解析する研究（システマティックレビュー）が行われ、その結果確かな効果が確認されています。

　認知症などを有しない健康な成人（多くは高齢者）に魚油などのω3系の脂質を摂取してもらい、1ヵ月から2年（多くは6ヵ月～12ヵ月）後に記憶力テストで評価したところ、1日当たり1g以上のDHA/EPAの摂取で成績が改善することが示されました[2]。最近は軽度認知障害（MCI）や認知症に対して有効であるとして注目されています。

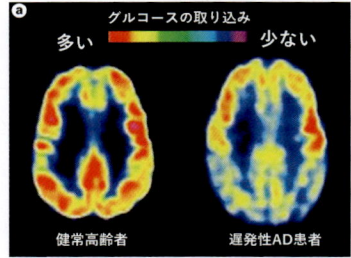 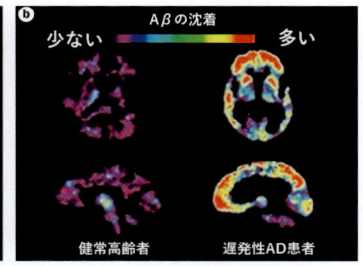

図❸　健常高齢者と遅発性（若年性でない）AD患者の大脳PET画像の比較
グルコースの取り込みに大きな差があり、AD患者ではグルコースの取り込み量が少ない。それと対照的に、ADの進行の目安となるアミロイドβ（Aβ）の沈着はAD患者で顕著(参考文献[1]より引用改変)

◉事件現場に居合わせたコレステロール！

　推理小説やテレビの刑事ものでは、事件が起きた現場に居合わせた人がまず容疑者として浮上します。でも真犯人は別人なことも少なくないですよね。代表的な生活習慣病のひとつ動脈硬化とコレステロールの関係もこれと似ています。動脈硬化の病巣や血栓からコレスロールがみつかったからといって、その根本原因がコレステロールだとは断定できないのです。実際、真犯人は他にいます。コレステロールはむしろ、被害者を助けようとして働いていたのです。

　健康診断などで指摘されやすい項目に総コレステロール、LDLコレステロールの高値などがあります。これは学会の指針によって検査の基準値が決められているためですが、現在これに対してさまざまな議論があります。

　神奈川県伊勢原市の男女約2万6,000人（平均年齢：男性64.9歳、女性61.8歳）を約8年間追跡した調査[3] では、「LDLコレステロール値が高いと死亡率が低い」などの結果も出ています（図4）。コレステロール降下剤服用の是非については、「不調を抱えていない人が、数値が高いというだけで服用する必要はない」という点では一致をみています。また、生体内でのコレステロールの役割や代謝を理解すれば、いたずらにそれを低く抑えることのリスクも納得できます。

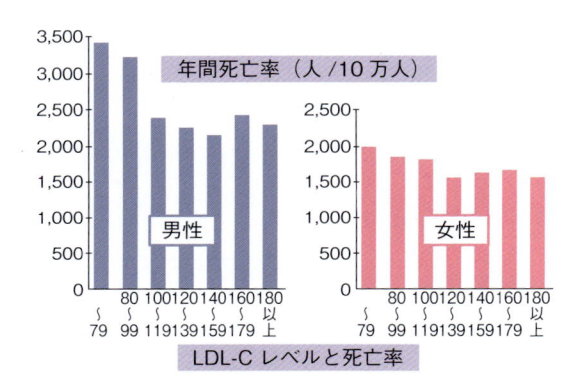

図❹　伊勢原市民のLDLコレステロール値と総死亡率との関係

◉低コレステロールは大切な栄養の枯渇を招く

とかく邪魔者扱いされるコレステロールですが、たとえば、細胞膜の柔軟性を保つためには必須であり、不足すると細胞の変形能が低下します。赤血球は自分の直径よりも狭い末梢の毛細血管を通過するために大きな変形能が要求されるので、コレステロールの低下は末梢組織の血行不良のリスクを抱えることにもなります。これは毛細血管が非常に豊富な歯周組織の健康維持・治癒にとって不利な条件といえます。

さらに、コレステロールはステロイドホルモンや性ホルモン、ビタミンDやコエンザイムQ10（Co-Q10）の材料としても非常に重要です（図5）。

血管が損傷を受けると、そこを修復しようとしてコレステロールが集まってきます。動脈硬化の真犯人は被害者（血管）を助けようとしたコレステロールそのものではなく、それに含まれる酸化された脂質（過酸化脂質）なのです。疾病予防に本当に必要な対策は血中のコレステロールを低下させることではなく、過酸化脂質を生じさせない、さまざまな抗酸化アプローチ（ビタミンC、ビタミンEや、βカロテン・アスタキサンチンなどのフィトケミカルの摂取など）といえるでしょう（循環器疾患の既往や家族性高コレステロール血症などの疾患がある場合は、別の考え方に

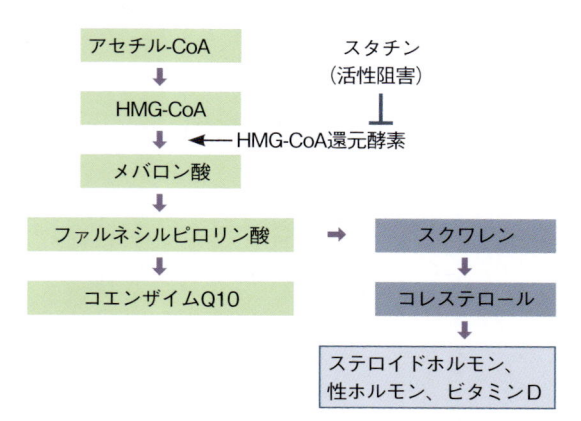

図❺　コレステロールは重要な原料。HMG-CoA還元酵素阻害剤（スタチン）によるコレステロール低下療法により、Co-Q10の体内合成量も減少する。スタチンの使用が避けられない場合は、サプリメントなどによるCo-Q10の補充が望ましい

なりますので、内科担当医の見解を確認することが求められます）。

◉お腹の脂肪はどこから来たか

「脂っこい食事は控えているのに、中性脂肪が下がらない、脂肪肝が治らない」という方がいたら、体内での脂質の代謝を十分に理解していないのかもしれません。

血糖値が上昇するとインスリンが分泌されて血中から組織にグルコースが移行し、まず肝臓や筋肉のグリコーゲンとして貯蔵されますが、その量は多くありません。過剰に摂取された糖質の多くは脂肪酸に合成され、中性脂肪として脂肪組織や肝臓に貯蔵されます。肥満だけでなく、検査で脂肪肝を指摘されたような場合、脂質の他に糖質の摂取状況をチェックする必要もあるのです。

そのため、中性脂肪の数値が高い方は糖質の過剰摂取を伴っていることが多く、血液検査値から食事指導の方針を決めることも可能です。糖質への対処については、p.57を参照ください。

◉トランス脂肪酸でガラパゴス化の懸念

自然界に存在する不飽和脂肪酸は二重結合で折れ曲がった「シス型」であるのに対し、工業生産された油脂のなかには分子の数、結合の順序は同じでも、分子の並びが真っすぐな「トランス型」が含まれます（図6）。

トランス脂肪酸が細胞膜の脂質に取り込まれると、膜の性質が変化して、冠動脈疾患などのさまざまな問題を引き起こすことがわかっています。冒頭で触れた「細胞膜の性質が変化すると、アンチエイジングにも老化にも繋がる」という一例です。

2015年6月、米食品医薬品局（FDA）は「今後3年以内にトランス脂肪酸を食料供給から排除する」と発表し、現在すでに実施されています。国内では内閣府の食品安全委員会が2012年に「日本人の大多数がWHOの勧告（目標）基準であるエネルギー比の1％未満であり、（中略）通常の食生活では健康への影響は小さいと考えられる」としていますが、臨床の現場では、とくに若い患者さんで「そうはいっても、この食生活で本当に大

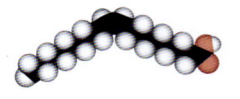

シス型
二重結合で折れ曲がる、自然界
では通常この形で存在する

分子の数、結合の順序は同じ、立体構造が異なる
→細胞膜の脂質二重層の性質を異なったものにする

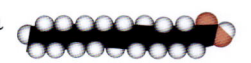

トランス型
ほとんどが工業的に作り出され
る直線的な構造

図❻　シス型とトランス型の不飽和脂肪酸（wikipediaより引用改変）

丈夫だろうか？」と思われる症例 (p.127参照) にも出合います。ジャンクフードやファストフードなどを習慣的に多く食べている方は注意が必要です。

◉アブラと上手につき合うコツ

　では、私たちの健康のためには、どのように脂質を摂取するのがよいのか、まとめてみます。

1．摂取不足はガス欠となる

　糖質やタンパク質もエネルギー源となりますが、さまざまな観点からそれらを最優先の燃料として使うのは望ましくありません。脂質とそれを代謝するための各種栄養素を十分に摂り、「燃料」として使えるようにしましょう。

2．ω3の油をしっかり摂る

　現代日本人の生活では、ω（オメガ）3系（魚油やえごま油、亜麻仁油など）の油に対して、ω6系（紅花油、大豆油、コーン油など）の油の割合が圧倒的に高くなっています。ω6系を減らし、ω3系の摂取を高めることが、脂質代謝の過程での炎症の発生を抑え、体内の脂質やタンパク質の酸化を防ぐことに結びつきます。慢性炎症を抑えることでメタボリックシンドロームの予防にもなり、それと関係が深い歯周病[4]を悪化させないことに繋がるのです。

3. 酸化した油を避ける

　前述したように不飽和脂肪酸は酸化しやすいので、保存状態の悪いものや繰り返し加熱したものなどは、過酸化脂質を生じているおそれがあります。なるべく新鮮なものを摂る、できるだけ加熱しないなど、調理方法に配慮することも大事です。そういった意味では、肉の脂などの飽和脂肪酸は構造的に安定しており、酸化しにくいという点では比較的安全です。従来、飽和脂肪酸は循環器疾患を増やすという報告が多くみられましたが、最近の調査では、日本人男性の心筋梗塞以外の循環器疾患を減らすという結果も出ています[5]。

4. トランス脂肪酸は極力摂らない

　以上の観点から、マーガリンやショートニングなどのトランス脂肪酸を含む油脂や、それが多く含まれるジャンクフードなどの摂取量には注意が必要です。

　一見、歯科領域と関係が薄そうな「脂質」ですが、“よい油脂を摂る”ことが細胞膜や炎症に関係することを理解していただけたと思います。後述する「腸内環境」でも、実は脂肪酸が大事な働きを担っています。

【参考文献】

1) Reitz C, Brayne C, et al.: Epidemiology of Alzheimer disease. Nat Rev Neurol, 7: 137-152, 2011.

2) Yurko-Mauro K, Alexander DD, et al.: Docosahexaenoic acid and adult memory: a systematic review and meta-analysis. PLoS One, 18; 10(3): e0120391, 2015.

3) 大櫛陽一、小林祥泰：日本人は LDL-C の高いほうが長生きする．J.Lipid Nutr, 18(1): 21-32, 2009.

4) Nibali L, Tatarakis N, Needleman I, et al.: Clinical review: Association between metabolic syndrome and periodontitis: a systematic review and meta-analysis. The Journal of clinical endocrinology and metabolism, 98: 913-920, 2013.

5) Kazumasa Yamagishi, Hiroyasu Iso, et al.: Dietary intake of saturated fatty acids and incident stroke and coronary heart disease in Japanese communities: the JPHC Study. European Heart Journal, 34: 1225-1232, 2013.

6) Simopoulos AP: An Increase in the Omega-6/Omega-3 Fatty Acid Ratio Increases the Risk for Obesity. Nutrients, 8: 128, 2016.

7) Ke C, Gupta R: Divergent trends in ischaemic heart disease and stroke mortality in India from 2000 to 2015: a nationally representative mortality study. Lancet Glob Health, 6: e914-e923, 2016.

ω6／ω3比の時代・地域比較

　ω6／ω3比を時代と地域で比較した興味深いデータ[6]があります。栽培した穀物を食べることがなかった狩猟採集時代にはω3のほうがω6よりも摂取量が多かったようですが、現代日本ではω6／ω3比が4.0ですし、インドの都市部ではなんと50にもなっています。死因に占める心血管疾患の割合が日本では約15％ですがインドでは25％を超えており[7]、臨床データからも関係の深さをうかがい知ることができます。インド料理が抗酸化作用の強いスパイスを多用しないレシピだったら、心血管疾患の比率はもっと上がっていたかもしれませんね。

時代・地域	ω6／ω3比
狩猟採集時代	0.79
1960年以前のギリシア	1.00-2.00
現代日本	4.00
現代インド（地方）	5-6.1
現代の英国と北ヨーロッパ	15.00
現代アメリカ	16.74
現代インド（都市部）	38-50

▲ω6／ω3比（参考文献[6]より引用改変）。「1960年以前のギリシア」の食生活は、いわゆる「地中海食」の典型と考えられ、理想的な食事のひとつとして有名

7 脂溶性ビタミンと口腔免疫
——オーソモレキュラー的な処方とは

◉細胞機能のキモは「脂」が握っている！

　脂溶性ビタミンであるビタミンA（VA）、ビタミンD（VD）、ビタミンE（VE）、ビタミンK（VK）などはビタミンCやビタミンBなどの水溶性ビタミンに比べて、歯科臨床のうえではやや「なじみの薄い栄養素」と感じられるかと思います。しかし、外界と細胞質を隔てる細胞膜、さらに細胞質と核を分ける核膜も、主要成分は脂質です。これらの「膜」の内外を物質が出入りすることで、細胞の機能は維持・発揮されます。脂溶性ビタミンの理解は免疫や抗酸化など、口腔の健康を損なわないためにも不可欠なのです。

◉口腔の免疫を左右するビタミンA

　口腔は最前線の消化器官であると同時に、さまざまな外来物質や病原体にさらされる最初の場所でもあります。口腔の免疫力が、その細菌叢を通じて腸内フローラに影響し、全身の免疫力など多くの機能に影響することがわかっています。

　さらに最新の研究では、口腔と顎下リンパ節が抗原を認識し、その情報から免疫細胞を作り上げる機能（免疫細胞の成熟）をもち、それにはビタミンAの存在が不可欠という結果が得られています。

1．IgAの産生にはビタミンAが必須

　口腔領域での免疫機能の多くを担っているのが、「IgA（免疫グロブリンA）」です。IgAは免疫細胞の1種、形質細胞から分泌されますが、この細胞が機能を発揮するにはアミノ酸の1つであるグルタミンとビタミンAが必要です。口腔の免疫の最前線はビタミンAが左右しています。

2．ビタミンAが不足すると免疫情報が伝わらない

　花粉症などのアレルギー性疾患にも応用される治療に、舌下免疫療法があります。アレルギーの原因物質（アレルゲン）を舌下に少しずつ投与することで、過剰な免疫機能を抑えて症状を軽減させていく治療法です。

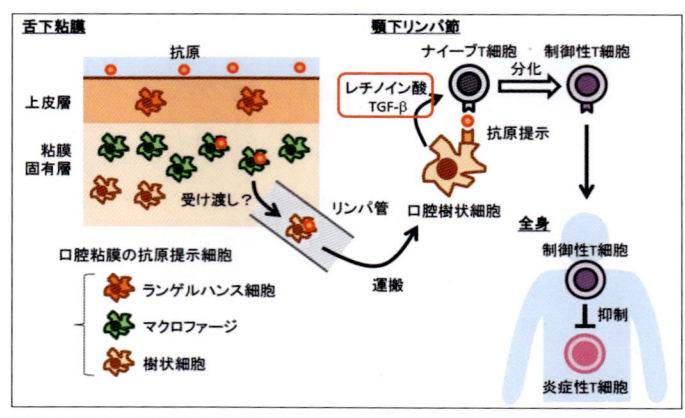

図❶　舌下に投与された抗原はマクロファージを経由して口腔樹状細胞に受け渡され、顎下リンパ節でナイーブT細胞（未分化なT細胞）をその抗原に特異的な制御性T細胞（Treg）に分化させるが、その際にレチノイン酸（活性型VA）とTGF-βが必須。舌下免疫療法により誘導されたTregはその抗原によって引き起こされるアレルギーを全身的に抑制することができる。小腸の樹状細胞はTregの誘導能が高いことで知られるが、口腔樹状細胞はさらに強力なTreg誘導能をもつことも示された（平成28年5月12日　東北大学プレスリリースより、東北大学大学院歯学研究科　菅原俊二教授のご厚意により転載）

　その際、アレルゲンの情報を取り込んで他の免疫細胞に受け渡す役割を担う「樹状細胞」が重要ですが、その機能を発揮するために必須なのがビタミンAの活性型であるレチノイン酸です。そしてその樹状細胞は、口腔が腸管よりも数が多いという驚くべき結果も得られています。マウスでの遅延型アレルギーへの効果も確認されています（図1）[1]。

　成年期以降に免疫のおもな役割を担うのは腸管と考えられてきましたが、口腔の大きな役割があきらかになりつつあり、そこではビタミンAがカギを握っています。

◉世界が注目するビタミンD

　ビタミンDの作用には遺伝子を介するものとそうでないものがあり、遺伝子を介さないビタミンDの作用は以前から解明されている、いわば「古典的な」ものです。そのおもなものは、カルシウム・マグネシウム・リンなどのミネラルの吸収・排泄や骨・歯牙の形成にかかわるものです。歯科領域では、多施設による10歳児の大規模調査で、血中ビタミンD濃

度が高くなるとエナメル質形成不全のリスクが下がり、永久歯のカリエスリスクも低下するとのデータが得られています[2]。

それに対し、遺伝子に直接働きかけるビタミンDの作用は近年の免疫学の進歩であきらかになり、抗加齢医学の分野で注目度が非常に高いトピックとなっています。

◎免疫細胞を活性化、サイトカイン（細胞間伝達物質）の制御やIgA生成にかかわり、免疫力を向上。

◎ビタミンD欠乏は花粉症、リウマチなどの自己免疫疾患、アトピー性皮膚炎、喘息などのアレルギー疾患のリスクが上昇。さらに大腸がんなどのリスクを上げます。また、インスリン分泌を促す機能もあり、欠乏により血糖調整障害のリスクが高まることで口腔環境の悪化が懸念されます。さらに高齢者では筋力の維持にも重要という点が介入研究で示されていて、健康寿命を延ばす意味での重要性が増しています。

◉過不足を直接評価できる唯一のビタミン

ビタミンDの過不足の状態を知るためには、半減期が15時間と短い活性型のカルシトリオール（1,25 (OH)$_2$ビタミンD）ではなく、その前駆体のカルシジオール（25 (OH) ビタミンD、半減期15日）の血中濃度が最もよい指標です。これは、体内で合成されたビタミンDと、食品やサプリメントから得られたビタミンDの合計量を示しています。血液検査データから摂取量を調整できる唯一のビタミンです。植物性ではシイタケ、動物性ではサケ、ウナギなどに含まれていますが、サプリメントを摂取することで最適な濃度を得ることが容易になります。

◉手軽に始めるビタミンD補充

日本人1,683名（男性595名、女性1,088名）の調査で、ビタミンD不足（血清25 (OH) ビタミンDが30ng/mL以下）の割合が81.3%だったとのデータ[3]もあり、大部分の日本人が不足している可能性が高いものです。ビタミンDのサプリメントは良質のものでも比較的安価で日常に取り入れやすく、サプリメントによる補充の優先順位が高いといえます。

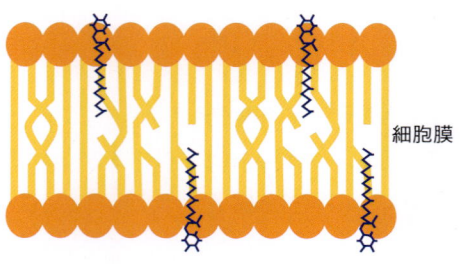

図❷　ビタミンEは細胞膜の脂質二重層に入り込み、抗酸化力を発揮する

細胞膜

◉細胞膜の守護神、ビタミンE

　p.77にて、「細胞膜の主役は脂質で、その老化のカギを握る」と書きました。脂溶性ビタミンのビタミンEは細胞膜の脂質二重層の間に入り込み、強力な抗酸化作用を発揮します。細胞膜を酸化から守り、正常な機能を維持することで、さまざまな慢性疾患を治療・予防することができます（**図2**）。ドライマウスとも関係も指摘されています（後述）。

◉高齢社会におけるビタミンKの新たな意義

　ビタミンKというと、プロトロンビンなどの血液凝固因子が思い浮かびますが、骨形成での役割も非常に重要です。

　骨の形成過程では、コラーゲンなどの基質にリン酸Caなどのミネラルが沈着しますが、これには骨に存在するオステオカルシンが重要な役割を果たします。ビタミンKはオステオカルシンを活性化し、Caと基質の結合を促進すると同時に、骨芽細胞でのコラーゲン合成を促進します。臨床的にも、ビタミンKの摂取量と膝の変形性関節症（OA）や関節軟骨の障害程度に関連性が認められています[4〜6]。いわゆる「フレイル」の大きな要因であるロコモティブシンドロームは関節や筋肉の障害ですから、高齢者でのビタミンKの摂取は大きな意義があります。

1. 抗酸化ネットワーク

　高血糖状態から酸化ストレスが強いと思われた症例（p.140参照）は、歯周組織の改善を期待して食事指導およびサプリメント処方を行いましたが、その副次効果としてHbA1cも改善し、降圧剤も不要となりました。その処方にビタミンC・ビタミンE・αリポ酸が含まれていたのは偶然で

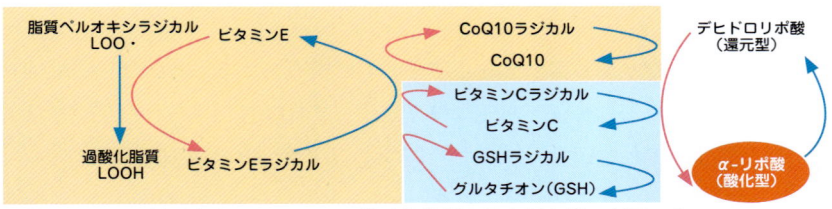

図❸ 栄養素の抗酸化ネットワーク。抗酸化物質を最大限有効に利用できる
（➡酸化、➡還元／▨脂溶性、▨水溶性）

はありません。これらの栄養素は、「抗酸化ネットワーク」を形成してい
ます。たとえば、抗酸化作用を発揮（電子を相手に与える働き）して自身
は酸化したビタミンEは、ビタミンCにより還元されて再生し、それによ
り酸化したビタミンCはαリポ酸により再生されるといった具合です。
貴重な抗酸化物質が簡単に目減りしない仕組みということになります。
このように、多くの栄養素を複合的に使い、その相互作用によって目指
す成果をあげていくのが、オーソモレキュラー栄養療法の特徴の１つで
す（図３）。

2. ドライマウスと脂溶性ビタミン

　70歳の新潟市民352人の唾液分泌と栄養の関連性を調査した報告[7] が
あります。刺激時唾液の分泌量が毎分0.5mL以上が316人、同じく毎分
0.5mL以下が36人でした。２群間を比較すると、摂取量に有意な差があっ
た栄養素はω３脂肪酸、ビタミンB6、葉酸、カリウムなどでしたが、ビ
タミンD、ビタミンEはひときわ高い相関を示しました。

　これらの栄養素は抗酸化力と深いかかわりがあります。抗酸化力が唾
液分泌に重要というのは、ドライマウス患者でのコエンザイムQ10
（CoQ10）と唾液の分泌量の関係を示すデータ[8] からもわかります。
CoQ10の抗酸化力により唾液腺の細胞のATP産生が増加し、唾液分泌量
が増えたと考えることができるでしょう。

◉脂溶性ビタミンを単純に語れない理由

　サプリメントの話題になると、過剰症、とくに脂溶性ビタミンの過剰
について心配だという声を聞きます。実はこれには誤解があり、良質な

ものであればサプリメントとして一般的に摂取されている量なら問題はなく、オーソモレキュラー的な考え方からすればむしろそれは至適量といえます。それを理解していただくには、「天然型と合成型」、「同族体」についてお話しする必要があるでしょう。

1. 自然の創造と、人間の知恵

たとえば、ビタミンCのように天然の食物から抽出した「天然型」と、化学的に作った「合成型」がまったく同じ分子構造をもつ栄養素もありますが、脂溶性ビタミンの場合は、天然型と合成型の分子構造が細かいところで異っていることが少なくありません。生化学的な活性にも差があることがわかっています。

脂溶性ビタミンの過剰症の報告については、合成型・天然型を一括して論じていることが多いのが事実です。ビタミンAの催奇形性についても、日本の食事摂取基準の5,000IU／日はかなり低めの設定です。20,000IU／日の摂取でも安全とする報告や、むしろ奇形を減らすとの報告[9]もみられます。妊娠初期の天然型ビタミンAの適切な摂取量について結論は出ていないと考えられますし、それ以外の時期についてはより積極的な摂取が望ましいといえます。

2. チームプレーは個人技に勝る

ビタミンEには非常に似通った分子構造のトコフェロールとトコトリエノールがあり、さらにそれぞれがα、β、γ、δに分類されます。全部で8種類のビタミンEが存在するということです。この兄弟分のようなビタミンEは「同族体」と呼ばれ、1種類だけ単独で食物に含まれることは通常なく、いくつかが混じり合っているのが普通です。

ビタミンEの過剰症について、マウスで過剰摂取により骨粗鬆症が増加したとの報告[10]がありますが、これはビタミンEの同族体のうちαトコフェロール（合成なのか天然由来なのか不明）を単独投与したものです。天然型の同族体を同時に摂取した場合の過剰症の報告は見当たりませんし、良質のビタミンEサプリメントの多くは天然型の同族体が混在する設計がされていますので、同じ土俵で論じるのは無理があります。

ビタミンDの摂取上限についても、日本では2015年に成人で4,000IU

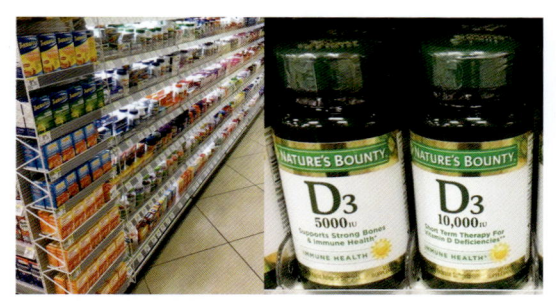

図❹　ラスベガスのドラッグストア。陳列棚いっぱいの
サプリメント。VDの最高用量は10,000IUで、厚労省の
定める摂取上限量の2.5倍

（100μg）／日に引き上げられましたが、アメリカ・アンチエイジング医
学会（A4M）では30,000IU以下であれば毒性はなく、ビタミンDの主要な
副作用の高カルシウム血症は40,000IU以上で確認が必要としています[11]。
一般的には多くのデータから、健康な成人であればさまざまな条件を考
慮しても10,000IU／日までは安全と考えられています[12]。それは、医
薬品のビタミンD製剤が活性型であるのに対してサプリメントは非活性
型の前駆体（25OH-ビタミンD）であり、生体の必要性に応じて活性化さ
れる安全なものだからです。

　もちろん、症例（p.96参照）のように血中濃度をモニターしながら摂取
量を調整していくのが理想的なのはいうまでもありません。

◉情報提供と自己責任の国、アメリカ

　毎年アメリカ・ラスベガスで開催されるアメリカ・アンチエイジング
医学会（A4M）総会のおり、薬剤・サプリメント事情の把握のために市内
のドラッグストアを定点観測しています。さまざまな濃度のビタミンD
サプリメントが、薬剤師などによる対面販売ではなく、誰でも手に取れ
るかたちで販売されていますが、その最高容量は1粒10,000IUです。わ
が国に比べて「徹底した情報提供と自己責任」の考え方がはるかに強いア
メリカとはいえ、サプリメントでのビタミンD摂取の安全性を示す1つ
のエピソードといえるでしょう（図4）。

【参考文献】

1) Tanaka Y, Nagashima H, et al.: Oral CD103-CD11b+ classical dendritic cells present sublingual antigen and induce Foxp3+ regulatory T cells in draining lymph nodes. Mucosal Immunology, 10: 79-90, 2017.

2) Kühnisch J, Thiering E, et al.: Elevated serum 25(OH)-vitamin D levels are negatively correlated with molar-incisor hypomineralization. J Dent Res, 94: 381-387, 2015.

3) Yoshimura N, Muraki S: Profiles of vitamin D insufficiency and deficiency in Japanese men and women: association with biological, environmental, and nutritional factors and coexisting disorders: the ROAD study. Osteoporos Int, 24: 2775-2787, 2013.

4) Oka H, Akune T, et al.: Association of low dietary vitamin K intake with radiographic knee osteoarthritis in the Japanese elderly population: dietary survey in a population-based cohort of the ROAD study. J Orthop Sci, 14: 687-692, 2009.

5) Misra, D, Booth SL, et al.: Vitamin K deficiency is associated with incident knee osteoarthritis. Am J Med, 126: 243-248, 2013.

6) Shea MK, Kritchevsky SB, et al.: The association between vitamin K status and knee osteoarthritis features in older adults: The Health Aging and Body Composition Study. Osteoarthritis Cartilage, 23: 370-378, 2015.

7) Iwasaki M, Yoshihara A, et al.: Hyposalivation and dietary nutrient intake among community-based older Japanese. Geriatr Gerontol Int, 16: 500-507, 2016.

8) Ryo K, Saito I, et al.: Effects of coenzyme Q10 on salivary secretion. Clin Biochem, 44: 669-674, 2011.

9) Martínez-Frías ML, Salvador J: Epidemiological aspects of prenatal exposure to high doses of vitamin A in Spain. Eur J Epidemiol, 6: 118-123, 1990.

10) Fujita K, Iwasaki M, et al.: Vitamin E decreases bone mass by stimulating osteoclast fusion. Nat Med, 18: 589-594, 2012.

11) Klaz R, Goldman R: Anti-Aging Therapeutics, A4M Publications, 14: 157-165, 2012.

12) Hathcock JN, Shao A, et al.: Risk assessment for vitamin D. Am J Clin Nutr, 85: 6-18, 2007.

細胞の「核」に作用するスーパーファミリー

　大多数の栄養素・ホルモンは、その効果を発揮するために結合する受容体（レセプター）が細胞膜の表面や細胞質内に存在します。しかし、ビタミンA、ビタミンDは細胞核の中にレセプターがあり、遺伝子発現に直接かかわることからスーパーファミリーと呼ばれていて、最新の研究ではビタミンKも核内レセプターを介した作用が報告されています。いまや専門家の間では性ホルモンやステロイドホルモン、甲状腺ホルモンなどと同列に扱われる存在です。

　これらが潜在的に不足することでさまざまな感染症、自己免疫疾患、皮膚疾患や消化器疾患などにかかりやすくなるといわれていますし、口腔内の状況と関係が深い血糖値の調節にかかわるインスリンの働きには、これら脂溶性ビタミンが深くかかわることもわかってきました。

　また、おもに細胞膜に作用するビタミンEも抗酸化作用を通じて糖代謝を改善することがわかっています。

　脂溶性ビタミンの「ADEK」をしっかり摂ることは、体内のさまざまな代謝をスムーズに流すためにとても重要です。加熱にも比較的強く、油を使った調理にも適していますのでうまく取り入れたいですね。サプリメントを使うことも賢い選択肢といえるでしょう。

ビタミン A	レチノイン酸受容体（RAR）が、脂肪細胞から分泌される肥満抑制ホルモンであるレプチンを介してインスリン抵抗性を改善する（インスリンの効きをよくする）
ビタミン D	ビタミン D 受容体（VDR）を介して、ビタミン D は膵臓 β 細胞の機能を改善し、インスリン分泌を促進する。これにはビタミン B 群の一つであるビオチンも関与する
ビタミン K	ビタミン K に活性を依存する骨基質タンパク質であるオステオカルシンの作用に、β 細胞の増殖やインスリン抵抗性の改善作用があることがあきらかになってきた

▲最近あきらかになったビタミンA、D、Kの働き

8 ミネラル代謝と歯周組織
——カルシウム・マグネシウム・亜鉛を中心に

　歯牙と歯槽骨という硬組織が存在する口腔は、構成要素としてミネラル（無機質）が不可欠です。しかし、口腔領域での役割はそれだけではなく、機能や恒常性の保持に非常に多彩な役割を演じています。本項では、なかでもとくに大切なカルシウム（Ca）、マグネシウム（Mg）、亜鉛（Zn）を中心にお話ししたいと思います。

◉歯周病やインプラントのリスクにどう備えるか
　8020運動の成果もあって、天然歯を多数保持した高齢者が増加しています。喪失歯が減ったのはよいことですが、それに伴い歯周病が増えているのも事実です。そして閉経後のエストロゲン減少による骨粗鬆症が歯周病と関連するとの報告[1]も多数出ています。

　壮年期にインプラントの施術を受け現在は高齢者となっていたり、高齢になってからインプラント治療を選択したりする方も増えています。加齢による骨の脆弱化への対策は現時点では不明確なままですが、スウェーデン・マルメ大学で34年間にわたり行われた1万本以上のインプラントを調査した結果では、胃潰瘍などの治療薬プロトンポンプ阻害剤（PPI）の服用によるCaの吸収低下がインプラント失敗のリスクになり得ることが示唆されている[2]のも知っておくべきでしょう（**表1**）。

　これらのリスクを軽減するために、専門家である私たちは現状でどのような対策が立てられるのでしょうか？

◉生命維持にも直結する重要ミネラル
　Caはミネラルのなかで体内に最も多く含まれ、体重の1〜2％を占めています。そのうち99％は歯と骨に、残りの1％は血液などに存在し、血液凝固や心機能、筋収縮などにかかわっています。その分布に大きな異常が生じれば細胞死にも直結する重要な存在です。
- **硬組織の構造体**：リン酸Ca（アパタイト）は、骨や歯に不可欠の構成

表❶　歯科インプラントの失敗における各要素のマルチレベル生存分析（参考文献[2]より引用改変〔失敗率の高い項目を抜粋〕）。ハザード比（危険率）でみると、PPI使用のインプラント失敗へのリスクは喫煙を上回り、ブラキシズムに迫る

		成功例数	失敗例数	失敗率(%)	ハザード比
PPIの使用	あり	220	30	12.0	2.81
	なし	3,161	148	4.5	
ブラキシズム	あり	3,220	23	12.5	2.89
	なし	161	155	4.6	
喫煙	あり	999	82	7.6	2.36
	なし	2,298	85	3.6	
骨造成	あり	122	15	10.9	1.48
	なし	3,259	163	4.8	

成分です。そして、骨は「Caの貯蔵庫」としても重要です。歯周病やインプラントなど、硬組織との長期にわたるかかわりが深い歯科にとって、その動態はつねに意識しておく必要があります。

- **血中（血清）Ca**：神経・筋が正常に働くためには、細胞の内外のイオンの量が適切にコントロールされ、その出入りによって電位が変化することが必要です。
- **細胞内Ca**：ホルモン・酵素活性・細胞増殖・分化などを調節する情報伝達物質としての役割もあり、新しい研究成果が相次いで生まれています。

◉日本人の摂取量はつねに不足

平成29年国民健康・栄養調査などによれば、20代女性がCa摂取不足を回避する目安の推奨量が650mgに対して、実際の1日の摂取量は420mgと65％にしか達していません。これにはもともと日本の土壌がミネラル不足で農作物や飲料水に含有量が少ないこと、近年の食習慣の変化で、加工度の高い食品やCaの吸収率を下げるリン酸を多く含むジャンクフードの摂取が増えたことなどが原因といわれています。

◉過不足は血液検査ではわからない！

Caの血中濃度が大きく乱れるようなことがあれば、神経・筋を正常に機能させることができなくなります。自律神経や心筋の機能が乱れれば、

生命の危機です。ですから、血中Ca濃度は多くの因子によって厳密にコントロールされています。食事からの供給量が不足すれば、最大の貯蔵庫である骨からCaは取り出され、濃度が異常に低下することは通常ありません。歯科外来に通院できる全身状態の方であれば、血液検査から過不足を判断することはほぼ不可能といってよいでしょう。しかしこの状態は、たとえるなら「現金収入が足りず、貯金を取りくずして生活費を工面している」状態ですから、遠くない将来に「破産＝骨質の低下」という心配があるわけです。

◉カルシウム・パラドックス

　パラドックス（逆説）とは、デジタル大辞泉（小学館）によると「一見、真理にそむいているようにみえて、実は一面の真理を言い表している表現。『急がば回れ』など」という意味です。

　「カルシウム・パラドックス」とは、「実際にはカルシウム摂取が不足しているのに、体内の組織にカルシウムが多くあるように見える」現象を指します。

　これはカルシウム摂取が不足すると、それを補うために副甲状腺ホルモンが分泌され、体内のカルシウム貯蔵庫である骨からカルシウムイオンが放出されるためです。

　ところがそれが度を過ぎると、余分なカルシウムイオンが血管や脳、軟骨などに沈着し、さまざまな異常を引き起こす事態になります。この一連の流れが「カルシウム・パラドックス」です。

　具体的には腎臓結石や胆石などの各種結石、血管に沈着することによる動脈硬化、高血圧症により循環器疾患のリスクを高めます。その他にも認知症や変形性関節炎の引き金ともいわれており、カルシウム摂取不足は骨をもろくするだけでなく、多くの病気のリスク要因となるのです。顎顔面領域でも比較的稀な疾患ですが、ピロリン酸カルシウム結晶沈着症（CPPD症、別名：偽痛風）が顎関節に発症することが知られていて、その背景に副甲状腺機能亢進によるカルシウム代謝の異常があるといわれています[3～5]。

◉吸収と骨粗鬆症、そして腸内環境

　Caなどのミネラルを含む食物を摂取した場合、まず重要なのが胃酸により化合物が溶解してミネラルがイオン化することです。

　冒頭で触れたように薬剤で胃酸の分泌が抑制される状況では、Caの吸収は低下し骨質に悪影響を及ぼすリスクとなります。そして、Caはおもに小腸で吸収されますが、その際にはビタミンDとMgが不可欠です。また、Caイオンがリン酸やフィチン酸などと結合すると吸収率が低下しますし、精製度の高い糖質も要注意です。

　それに対し、クエン酸はキレート作用によりCaの可溶性が高まり、それにかかわる輸送遺伝子の発現も高まること[6] がわかっています。腸内細菌との関係では、フラクトオリゴ糖の摂取で腸内環境が改善されてCa吸収が促進[7] されますし、最新の研究では、ビフィズス菌とヒトとの共生に必要な酵素の活性にCaが必要[8] だということも示されています。

◉骨に重要なミネラルは他にもある

　骨の強度のうち2/3は、骨塩量で決まります。ですが、骨塩量を上げるためにCaの摂取にだけ注意を向けていると、十分な効果が望めないばかりか、かえってデメリットも生じかねません。そこで重要な存在となるのがMgです。

◉マグネシウムも摂取しよう

　正常な状態では、Caの濃度は細胞内が1に対し細胞外は10,000ですが、MgにはCaの細胞内流入を抑制し、この比率を維持する作用があります。代表的なMgの作用には他にも、「骨からのCa溶解を促す副甲状腺ホルモン（PTH）の分泌を抑制し、骨構造を維持」、「小腸からのCa吸収の際に必須なビタミンD3の活性化」などがあります。骨粗鬆症の治療には、MgがCaと同程度に重要なことをご理解いただけるでしょう（図1）。

◉亜鉛不足がもたらす口腔の機能不全

　ZnはCaなどと違い、成人の体内に約2gしか含まれません。しかし、

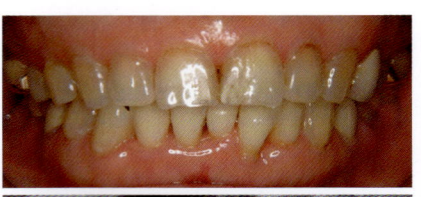

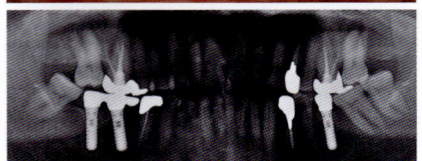

▲上：インプラント埋入16年後の口腔内
　下：同、パノラマX線写真

	2017 年 3 月		同 9 月
骨密度（g/㎠）	0.337	【処方サプリ】 Ca・Mg：各 280㎎ VD3：400IU CPP：64㎎（1 日あたり）	0.367
対若年成人（Yam）との比較（％）	71		77
対同世代との比較（％）	106		116

CPP：カゼインホスホペプタイド、Caの吸収を促進する
VD3：活性型VDの前駆体・25OHVD3

▲骨密度の変化（対Yam69％以下は骨粗鬆症）

図❶　インプラントの長期経過中に骨塩量の維持目的でサプリメントを処方した症例

患者：77歳、女性。2000年に当院にて左右下顎臼歯部にインプラント埋入、以後定期的にフォロー中。整形外科にて骨塩量の低下傾向を指摘され、2017年3～8月にかけて断続的にBP剤（アクトネル）の投与（週1回）を受け、骨塩量は回復傾向を示した。BP剤投与開始後にサプリメント（Ca・Mg：各280㎎、VD3：400IU、CPP：64㎎〔1日あたり〕）の摂取を提案して受け入れられたため、BP剤中止後も再投与を避ける目的で継続している。その際、整形外科との情報交換を行い、活性型VD製剤の投与がないことを確認した。骨粗鬆症へと転落する水際での対処で、薬剤に代替し得る可能性が示唆される

代謝にかかわる300以上の酵素活性のカギを握る存在で、口腔内の機能の維持にも深くかかわっています。

1．唾液緩衝能にかかわる炭酸脱水酵素

　食物や口腔内細菌により低下したpHをすみやかにほぼ中性（pH 6.7～7.6）に戻して歯質の脱灰を防ぐために、唾液の緩衝作用は重要です。この緩衝能は、重炭酸塩、リン酸塩、タンパク質の3つの機構により制御

$$CO_2 + H_2O \xrightarrow{\text{炭酸脱水酵素}} HCO_3^- + H^+$$

図❷ 炭酸飲料が缶を開けてもガスが抜けず、口に入れると急に抜けるのは唾液中のこの酵素のため

	ALP (U/L)	血清亜鉛 (μg/dL)
治療前	83	79
治療4ヵ月後	93	85

▲潜在的亜鉛欠乏の血液検査データ

図❸ 潜在的亜鉛欠乏により味覚障害が生じた一例
患者：33歳、女性
主訴：口の中に甘みを感じる、血液検査所見：X年2月ALP 83 / Zn 79（日本臨床栄養学会の診療指針*による潜在性亜鉛欠乏）
Znサプリメント（60mg／日）の服用開始、同年6月にALP 93 / Zn 85に上昇した。症状はおおむね消失したが、時折味覚の違和感を覚えるとのこと。完治には達していないが一定の効果を示した。病悩期間が短いほど回復も早い傾向がある

*亜鉛欠乏症の診療指針 2018（日本臨床栄養学会）

1．下記の症状／検査所見のうち1項目以上を満たす 1）臨床症状・所見　皮膚炎，口内炎，脱毛症，褥瘡（難治性），食欲低下，発育障害（小児で体重増加不良，低身長），性腺機能不全，易感染性，味覚障害，貧血，不妊症 2）検査所見　血清アルカリホスファターゼ（ALP）低値 2．上記症状の原因となる他の疾患が否定される 3．血清亜鉛値 　3-1：60μg/dL 未満　　　：亜鉛欠乏症 　3-2：60 〜 80μg/dL 未満　：潜在性亜鉛欠乏 　血清亜鉛は，早朝空腹時に測定することが望ましい 4．亜鉛を補充することにより症状が改善する
Definite（確定診断）： 上記項目の1．2．3-1．4をすべて満たす場合を亜鉛欠乏症と診断する. 上記項目の1．2．3-2．4をすべて満たす場合を潜在性亜鉛欠乏症と診断する. Probable：亜鉛補充前に1．2．3．をみたすもの. 亜鉛補充の適応になる

されていますが、うち85〜95％が重炭酸塩によるもので、その生成には炭酸脱水酵素がかかわり、活性維持にはZnが必要です（図2）。

2．味蕾細胞の新陳代謝(Zn欠乏性味覚障害)

　味覚障害には薬剤性、心因性など多くの原因がありますが、Zn欠乏ラットでは正常なら約10日の味細胞の入れ替わり（ターンオーバー）が著明に延長します。また、ヒトの味蕾の再生は約4週間を要するといわれており、原因不明の特発性味覚障害を含めてZnの補充で症状が改善するものが多くあります（図3）。

3．アルカリフォスファターゼ(ALP)

　骨の生成と破壊双方にかかわる酵素ALPは、その活性をZnに依存します。血中濃度が低下している場合、Zn不足が疑われます。

4．創傷治癒促進作用・免疫力維持

　DNAポリメラーゼなど、細胞分裂に必要な核酸代謝酵素に関与します。また免疫細胞の機能向上効果もあり、歯科治療後の口腔組織の再生・治癒に重要です。

5．活性酸素消去作用

　抗酸化酵素の一種のSODにはいくつか種類があり、Znに活性を依存しているものもあります。

6．有害金属などの解毒(メタロチオネイン)

　Zn結合タンパクのメタロチオネインは、カドミウムや水銀などがより結合力が強く、Znと置換します。その結果、体内の重金属の毒性が軽減されます。十分量のZn摂取でメタロチオネインの合成量が増え、解毒能力が高まります。

◉亜鉛を効果的に摂取するには

　Znは牡蠣や豚レバーなどの肉・魚介類などに多く含まれ、動物性タンパクを摂ることで効果的に摂取できます。また、Caと同じくシュウ酸や食物繊維はZnの吸収を阻害します。食品添加物 (ポリリン酸など) を含む加工食品も吸収率を下げます。アルコールの代謝酵素はZnを必要とし、また尿中排泄を促すので、常習的飲酒家は十分量のZn摂取が必要です。

◉糖代謝とミネラル──現代食とリンの別れがたい仲

　清涼飲料水やインスタント食品など、加工食品には保存性や食感をよくするなどの目的で、リン酸などのリン化合物が添加されていることが多く、過剰摂取のリスクが高まっています。過剰なリン酸はカルシウムの吸収を阻害し、骨からカルシウムを流出させて骨密度を低下させます。

　このリンの過剰摂取は、老化を促進するという報告[9] も見逃せません。抗老化遺伝子として注目されるクロトー (Klotho)遺伝子が欠損したマウ

スは短命で、皮膚、生殖器や筋肉の萎縮、肺気腫、骨異常、大動脈や全身の石灰化などさまざまな早発性老化がみられるというもの。

　クロトー遺伝子が欠損したマウスは、血清のリン酸値が非常に高いことがわかっていますが、このマウスを治療しリン酸値を正常にしたところ、これらの老化様病変がほとんど改善したそうです。そして、高リン酸の食事を与えると病変が再現されたことから、リンの過剰摂取が老化を促進することが裏づけられています。

　最近は大手スーパーやコンビニなどでもリン酸不添加の取り組みが行われていますので積極的に情報収集したいものです。

【参考文献】

1 ）Al Habashneh R, Alchalabi H, et al.: Association between periodontal disease and osteoporosis in postmenopausal women in jordan. J Periodontol, 81: 1613-1621, 2010.

2 ）Chrcanovic BR, Albrektsson T, et al.: Intake of Proton Pump Inhibitors Is Associated with an Increased Risk of Dental Implant Failure. Int J Oral Maxillofac Implants, 32: 1097–1102, 2017.

3 ）慶應義塾大学病院　医療・健康情報サイト（KOMPAS）

4 ）山本哲彰，他：顎関節下関節腔に生じた偽痛風の一例．日口外誌，57：601-605, 2011.

5 ）Marsot-Dupuch K, Smoker WR, et al.: Massive calcium pyrophosphate dihydrate crystal deposition disease: a cause of pain of the temporomandibular joint. AJNR Am J Neuroradiol, 25: 876-879, 2004.

6 ）生谷隆麿，他：クエン酸による小腸からのカルシウム吸収促進作用とそのメカニズム解析．日本農芸化学会 2017 年度大会 .

7 ）McCabe L, Britton RA, Parameswaran N: Prebiotic and Probiotic Regulation of Bone Health: Role of the Intestine and its Microbiome. Curr Osteoporos Rep, 13: 363-371, 2015.

8 ）Sato M, Liebschner D, et al.: The first crystal structure of a family 129 glycoside hydrolase from a probiotic bacterium reveals critical residues and metal cofactors. J Biol Chem, 21: 12126-12138, 2017.

9 ）黒尾 誠：Klotho マウス研究の進歩．日老医誌，43：674-681, 2006.

9 腸と脳、口腔の健康トライアングル
──巧妙なギブアンドテイク

　ここまでタンパク質・糖質・脂質の3大栄養素、そしておもなビタミン・ミネラルについてお話ししてきました。

　「栄養と口腔の関係が大事なのは何となくわかったけど、今度は腸の話？」と、不思議に思う方もいらっしゃるでしょう。

　でも、せっかく摂った栄養素が免疫力を上げたり、エネルギーを効率よく生み出したり、あるいは炎症のコントロールに大事な役割を果たしたりといったことが、すべて腸内環境が整っているか否かで決まることを知っていただければ、その疑問は消えると思います。

◉腸は第2の脳

　「腸は第2の脳」と聞いて、驚かれた方もいるかもしれませんね。でもこれからお話しする事実を知っていただければ、納得してもらえると思います。

1. 中枢の支配がおよばない、強大な自治権をもつ

　神経細胞といえば、大脳などの中枢神経を連想しがちですが、実は腸にも大脳に匹敵する数の神経細胞が存在します。それが独自のネットワークを形成し、中枢からの指令がなくても機能します。

　また、腸はエネルギー源の多くを自前で調達しています。小腸ではアミノ酸の一種であるグルタミンを、大腸では脂肪酸の一種である酪酸をおもなエネルギー源としています。

2. 免疫の総本山であり学校でもある

　小腸は全長5～7mにもなり、内面は細かなヒダ（絨毛）で覆われているため、その表面積はなんとテニスコート1面分もあります。そこに全身の約6～7割にあたる免疫細胞が存在し、分化や成熟の場となっています。腸管は"免疫細胞の学校"でもあるのです。

3. 神経伝達物質を通じて、脳を遠隔コントロール

　ヒトの生理作用や情動は、神経細胞間で情報の仲立ちをする神経伝達

物質が大きくかかわっています。その神経伝達物質の多くは腸内で作られ、幸せホルモンとも呼ばれるセロトニンもその一つです。腸内環境が悪化すると、その前駆物質である5-HTPの生成が妨げられ、セロトニン不足に陥るリスクがあるといわれています。それがイライラや不安感、怒りっぽいなど、情緒の不安定に関係するとされています。快楽ホルモンと呼ばれるドーパミンも同様です。腸管は中枢に支配されるのではなく、むしろその機能の鍵を握っており、相互に作用しているといえます。これを「腸脳相関」と呼んでいます。

4．腸内環境が変わると、性格も変わる！？

腸脳相関を裏づける最近の研究[1]をご紹介します。無菌マウスと通常の腸内細菌をもつマウスの脳内代謝物を比較したところ、前述したドーパミンや統合失調症と関連するアミノ酸のセリン、アルツハイマー型認知症との関係が知られている N–アセチルアスパラギン酸などの神経伝達物質の量に差がみられました（図1）。さらに、エネルギー代謝に関連する補酵素などにも違いが認められ、大脳のエネルギー消費にも腸内常在菌が影響していました。つまり、腸内細菌の状態が私たちの思考や行動にも影響している可能性があるのです。

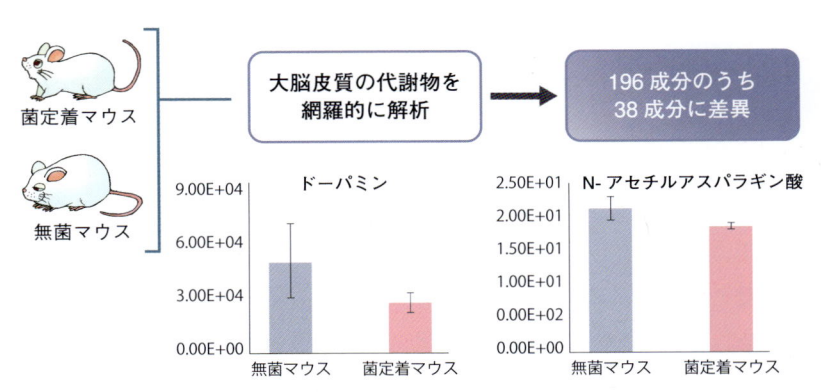

図❶　無菌マウスと菌定着マウスの脳内代謝物の比較。腸内細菌が脳を支配することがわかる（参考文献[1]より引用改変）

◉崩れつつある「フローラの断絶」

　"消化器官はクチから大腸まで繋がっていて、相互に深く関係している"。この「繋がっている」という意味は解剖学的にだけではなく、さまざまな機能の面でも深いかかわりがあることを示しています。

　口腔にも腸管にも多くの常在菌が生息していますが、これまでその細菌叢（フローラ）の関係は、それほど密接でないと考えられていました。なぜなら、口から入った細菌は胃液の強酸で殺菌され、「フローラの断絶」があると考えられていたからです。これは有害な病原菌を排除するという意味でも、有効に機能していました。

　ところが、最近はさまざまな理由から、この「断絶」が崩れている人の増加があきらかになっています。そして、それは消化機能だけではなく、免疫機能やアレルギー反応にまで影響することがわかってきました。

１．腸内細菌が免疫のバランスをとる

　腸内環境が免疫に影響する代表的な例に、腸内細菌の一つ、クロストリジウムの仲間が作り出す酪酸が、免疫細胞の一種である制御性T細胞（Treg細胞）の働きを促進し、炎症やアレルギーを抑制すること[2] が挙げられます。腸内環境が乱れてクロストリジウムがすみにくい環境になってしまうと、炎症やアレルギー反応の制御も難しくなると考えられます。そして、ここに口腔内細菌がかかわってくるのです。

２．口腔内細菌が腸内環境に直接影響

　代表的な歯周病原細菌である*Porphyromonas gingivalis*をマウスの口腔から投与したところ、腸内細菌バランスを大きく変化させ、全身的な炎症を引き起こしたという報告[3] があります。*P. gingivalis*自体が腸管内に定着するのではなく、腸内フローラを変化させるきっかけとなる「カギを握る病原体」として働くのです。

　その結果、本来なら腸管からそのまま体外へ排泄されるはずの毒素が腸管壁を透過して体内に戻るようになり、血中内の毒素レベルが上昇します。これは、従来説明がつかなかった全身疾患と歯周病の因果関係を解く基礎になるといえます（**図2**）。

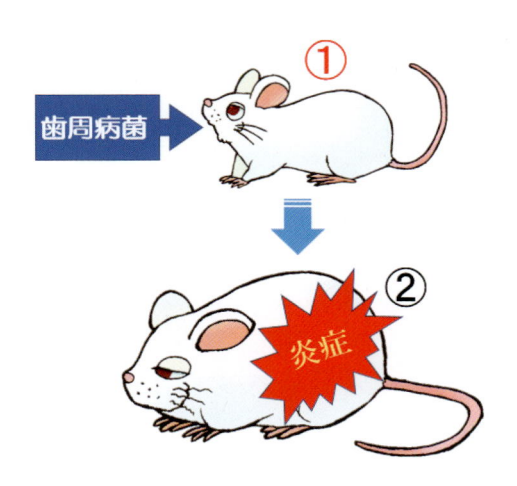

図❷　*P.gingivalis*を経口投与すると、胃を通過して腸内環境に悪影響を及ぼし炎症を引き起こす（参考文献[3]より作図）

3．ピロリ菌と腸内環境（詳細はp.114参照）

　胃の中は胃液が強酸性のため、通常の細菌は生息できません。しかし、ピロリ菌はアルカリ性のアンモニアを産生し、酸を中和してすみつきます。そのため、ピロリ菌がいる人の胃酸の酸性度は低下し、酵素活性などの消化・吸収能力が衰えてしまいます。

　さらに口から入った細菌が胃液で十分に殺菌されず腸管に到達しやすくなり、p.108で触れた研究のように腸内細菌のバランスが変化し、歯周組織はもちろん、全身の免疫力や炎症に影響することが考えられます。また、歯周治療とピロリ菌除菌治療を同時に行うと除菌率が高まることから、病的歯周ポケットに潜むピロリ菌が、除菌した消化管の再感染の原因と指摘する研究[4]もあります。

　当院でも必要に応じて、血液による抗体価検査や、便による抗原検査などを行っています。結果が陽性だった場合は、消化器内科に保険適用で除菌を依頼し、並行して3DS除菌などの歯周治療を進めることが多いです。ただし、ピロリ菌の除菌は一度では成功せず、数回行うことも少なくありません。また、除菌に伴って逆流性食道炎などの症状が発生し

たり、除菌が成功しても萎縮性胃炎が長引いたりすることもあります。除菌率を上げるためにも、消化管の機能をサポートする栄養素（ビタミンA、ビタミンC、グルタミンなど）をサプリメントで摂取しつつ、除菌治療を受けるのが理想的です。

●腸内環境を整えるには
　それでは、腸内環境を整えるためにできることは何でしょうか。

1．プレバイオティクスで腸内細菌を育てる
　最近、よく耳にするようになったラクトフェリンやオリゴ糖、食物繊維など、腸内環境を整えるさまざまな物質のことを総称してプレバイオティクスと呼びます。これらは腸内細菌の栄養源になるだけでなく、病原菌の増殖抑制作用もあります。

▪ **ラクトフェリン：母乳や唾液などの分泌物、白血球に含まれる鉄結合性糖タンパク質**

　免疫調整作用、抗菌・抗ウイルス・抗炎症、善玉菌の増殖、鉄吸収などの作用がある栄養素です。また、歯周病や関節リウマチでの骨吸収抑制作用、*P. gingivalis*の増殖抑制作用もあります。ヒトの母乳、とくに出産前後の初乳に多く含まれています（図3）。

▪ **オリゴ糖：ブドウ糖や果糖などの単糖類が3〜5個結合したもの**

　大豆オリゴ糖、ガラクトオリゴ糖、フラクトオリゴ糖など多くの種類があり、ビフィズス菌など腸内の善玉菌の栄養源になります。野菜、果物、乳製品にも、わずかながら含まれます（図4）。

▪ **食物繊維：腸の運動を刺激して便通をよくし、胆汁酸やコレステロールを吸着して体外に排出する**

　腸内細菌の栄養源となって善玉菌を増やし、悪玉菌を抑制してバランスを調整します。急激な血糖の上昇を抑える作用もあり、また、よく咬む必要があるため唾液分泌を促す効果も。穀類や豆類、野菜や果物、こんにゃく、海藻などに多く含まれています。腸内細菌が消化できる炭水化物、つまり食物繊維は消化だけでなく免疫機能にも深くかかわるので、しっかり摂りたいですね（表1）。

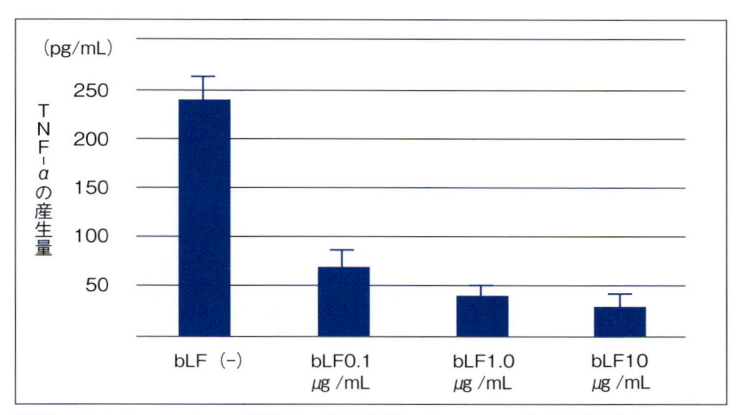

図❸　ラクトフェリンの低濃度・持続摂取はTNF-αの産生を抑制する
マクロファージを用いた実験で、ウシ由来ラクトフェリン（bLF）は代表的な
炎症性サイトカインであるTNF-αのIL-1β刺激後の産生を抑制する。低濃度
でも有効（日本ラクトフェリン学会ニュースレター　第7号　2013年より引用改変）

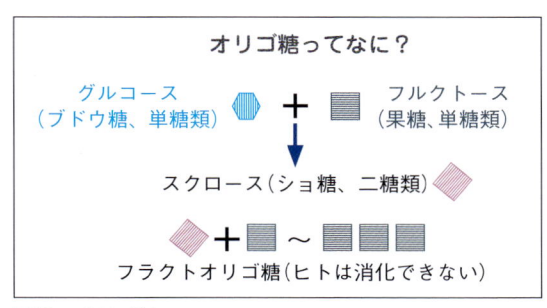

図❹　オリゴ糖

表❶　食物繊維

不溶性食物繊維	・セルロース・キチン・キトサンなど ・成熟した野菜などの糸状に長い筋（ボツボツ、ザラザラ）	【不溶性食物繊維を多く含む食品】 野菜、豆類、穀類、エビ・カニの殻など
水溶性食物繊維	・ペクチン・βグルカン・グルコマンナンなど） ・ネバネバ系に多い	【水溶性食物繊維を多く含む食品】 海藻類、こんにゃく、果物（プルーン）など

2．善玉菌を植えつけるプロバイオティクス

　善玉菌やそれを含む食品、サプリメントをプロバイオティクスといいます。この菌種には乳酸菌、ビフィズス菌をはじめさまざまなものがあり、アレルギー疾患への効果やピロリ菌を減らす効果、免疫力向上作用など、たくさんの効能が確認されています。

●先発メンバーは簡単には変えられない

　新生児の腸内細菌の基本的な構成（腸内フローラ）は、母親から受け継いだものです。正常分娩であれば産道の、帝王切開であれば皮膚の常在菌に似ています。また、早産でないかどうか、授乳形態（母乳か人工乳か）なども影響するといわれています。乳児期を経て成人に近い食事を摂るようになると、腸内細菌の「素性」は徐々にかたまっていき、その後は簡単に変わることはありません。そして、乳児期までの腸内細菌の構成が肥満などの健康面に大きく影響することもわかってきています（後述）。

　ですから、成人がプロバイオティクスとして摂る善玉菌がそのまま消化管内に定着するのは難しいので、継続して摂取する必要があります。そして、個人によって適した菌種が違うため、いろいろ試してみる必要があることも少なくありません。

●口腔内にも善玉菌を

　最近では口腔内常在菌を利用したう蝕、歯周病抑制に効果があるサプリメントも登場しています（図5）。

●その抗菌薬、本当に必要ですか？
──海の向こうの気になるデータ

　図6に示すアメリカの地図は、いったい何だと思われますか？

　実は左は肥満者の割合、右は抗菌薬の処方頻度を濃淡で表したものなのです。南東部の色が濃く、北西に移るほど薄くなっている傾向はかなり似通っていますね。このデータは、腸内フローラと抗菌薬との関係から考えることができます。とくに挙げられていた例として帝王切開、母

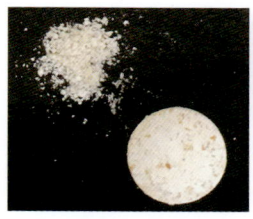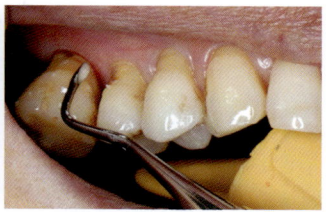

図❺　健康なヒト口腔由来の3菌種のプロバイオティクスタブレットを用いる。S.mutansと競合してう蝕予防効果を発揮したり、微量の過酸化水素発生による殺菌効果やホワイトニング効果を示す。口腔内でゆっくり溶かすように服用するが、砕いてペースト状にし（左）、歯周ポケット内への適用も可能（右）。アメリカでは数社から一般向け、医療機関専用品、ペット用などさまざまな製品が販売されている

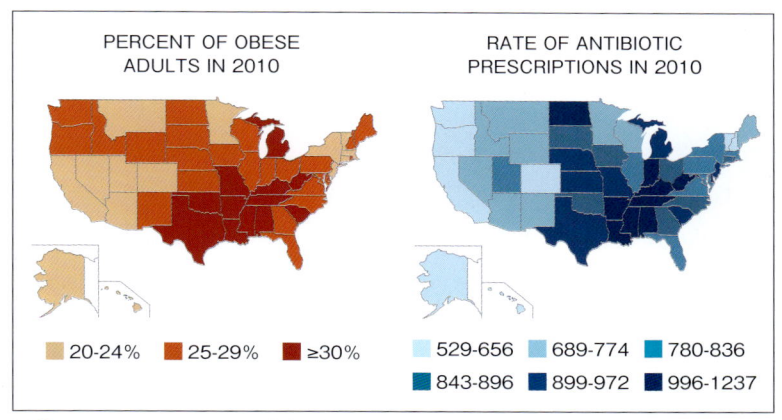

図❻　アメリカにおける肥満者と抗菌薬処方頻度の関係（左：肥満者の割合、右：抗菌薬の処方頻度）（参考文献5）より引用改変）

親または乳児への抗菌薬投与、母乳でなく乳児用の人工乳による授乳があります。幼少期に抗菌薬を服用すると腸内微生物の多様性を低下させる可能性があり、それがメタボリックシンドロームのリスクを高めるおそれがあるとのこと。海外のデータとはいえ、比較的似通った食生活、医療環境にあるわが国では無視できない事実です。

◉ピロリ菌と歯周病 ── ピロリ菌は口腔の敵でもある

　日本人の40歳代以降に感染率が急増する6）ピロリ菌（*Helicobacter*

pylori, Hp）は、1983年にWarrenとMarshallにより発見されました（その業績により彼らは2005年にノーベル医学・生理学賞を受賞）。胃液はpHが1〜2と強酸性であり普通の細菌は生息できませんが、ピロリ菌はアンモニアを作り出し、胃酸を中和することで胃にすみついています。慢性胃炎・胃潰瘍・十二指腸潰瘍・胃がんなどの原因となるほか、特発性血小板減少性紫斑病、小児の鉄欠乏性貧血、慢性蕁麻疹などの胃腸以外の疾患にもかかわり、細菌のなかでヒト悪性腫瘍の原因となり得ることが確実な唯一の病原体です。

それに加えて、多くの研究から歯科疾患にも間接的な影響を及ぼし得ることがあきらかになってきています。その一例をご紹介します。

●ピロリ菌と唾液緩衝能
内視鏡にて*Hp*による胃炎が確認された35名の小児患者群（男17名・女18名、平均年齢9.71±2.49歳）と、男女比を一致させた健常な対照群（同9.57±2.40歳）とを比較した研究[7]では、口腔内プラークから*Hp*が検出されると胃炎である率が有意に高く、そして胃炎である場合は唾液緩衝能が有意に低下していました（**表2**）。胃の機能低下を通じて*Hp*が口腔内環境を悪化させている可能性があるといえます。

●歯周ポケットに潜むピロリ菌
そして中等度以上の歯周病がある場合、そのプラーク中に*Hp*が検出される割合が、歯周病がないグループと比較して有意に高いこともわかりました（**図7**）[8]。ピロリ菌感染のマネジメントに歯周病の管理も含める必要が示唆されます（p.116症例参照）。

●歯科から除菌外来へ
このように*Hp*感染は消化器全体の機能はもちろん、う蝕や歯周病にも悪影響を及ぼすリスクがあり、除菌後の再感染にもかかわる可能性があります。ですから、当院では必要な方（おもに重度の歯周病患者）には次のようにお話しています。

表❷　口腔内プラーク中の*Hp*と胃炎、唾液緩衝能の関係（参考文献[7]より引用改変）

口腔内迅速 ウレアーゼ試験	胃炎 患者数（%）	対照 患者数（%）	p値
Hp（＋）	29（82.9）	8（22.9）	
Hp（－）	6（17.1）	27（77.1）	p＜0.05

唾液緩衝能	胃炎 患者数（%）	対照 患者数（%）	p値
非常に低い	1（2.9）	0（0）	
低い	17（48.6）	5（14.3）	0.04
普通～高い	17（48.6）	30（85.7）	

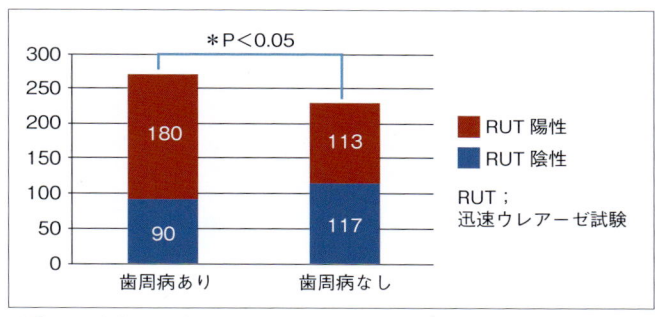

図❼　口腔内の迅速ウレアーゼ試験と歯周病の有無との関係
迅速ウレアーゼ試験は、*Hp*が産生する尿素分解酵素であるウレアーゼ活性を測定する方法。一般的には胃の内視鏡検査に伴って実施される。4mm以上の歯周ポケットと付着喪失が同一箇所に認められた場合、歯周病ありと診断（参考文献[8]より引用改変）

　「中等度から重度の歯周病の所見があります。こういうケースで胃の中にピロリ菌がいて、歯周病などにいろいろ悪さをしている場合があるので、いままで検査したことがなければ調べてみましょう。便で調べられるので痛みもありませんから」（**図8**）

　「除菌治療は〇年前ですか。歯周病の病巣にピロリ菌が隠れていて、また胃に戻ってすみついている場合もあるので一応確認したほうが安心ですね」

症例 重度の歯周病で問診よりピロリ菌感染が疑われ検査
→陽性が判明し除菌治療を依頼したケース

- 患者：50歳代、女性
- 主訴：歯ぐきが痛い、しみる
  胃炎で薬を飲んでいる（耳鼻科よりレバミピド処方）。ピロリ菌は調べたことがない
  当院にて便による抗原検査を実施したところ陽性反応。2016年12月にSRPを開始し、2017年1月に消化器内科にて除菌治療、同年4月、呼気検査にて*Hp*陰性が確認された。

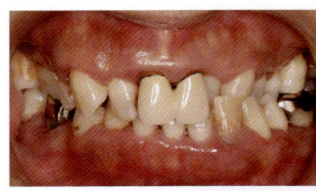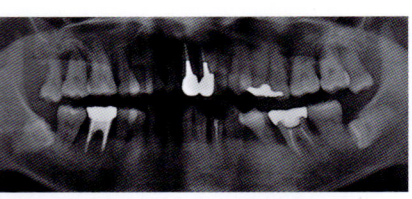

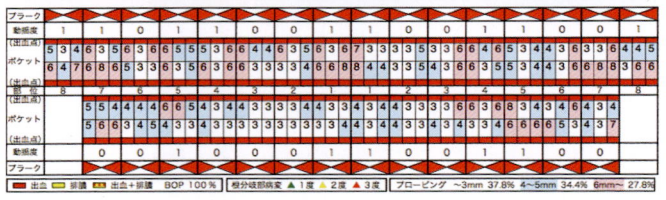

▲術前の口腔内写真、歯周組織検査、パノラマX線画像。上下顎臼歯部と上顎前歯部に深い歯周ポケットと広範な骨吸収を認める

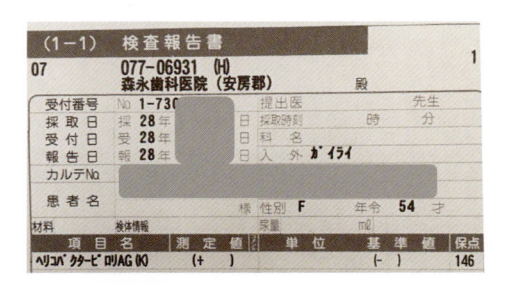

▲歯周治療後の検査データ。改善傾向を示すが、局所的には深い歯周ポケットが残存するためピロリ感染の再燃の可能性を視野に入れるべきである

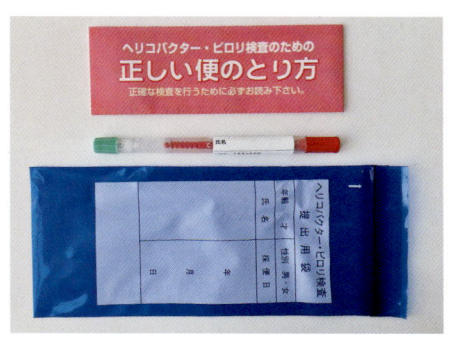

図❽　当院で使用している便による*Hp*抗原検査キット

◉プロトンポンプ阻害薬(PPI)と口腔の健康
──文豪を最期まで悩ませたもの

　明治の文豪・夏目漱石を知らない方はいないと思いますが、その最期についてはご存じでしょうか？　実は死因は巨大な「胃潰瘍」で、病理解剖でそれは確認されています。度重なる吐血を繰り返し、最後は失血死という壮絶な最期であったといいます。

　ところが、いまでは胃潰瘍で亡くなる人はもちろん、1970年代までは当たり前だった「胃潰瘍を手術で治した」という話も皆無です。それは、胃酸の分泌を強力に抑制することで潰瘍を治癒に導く、非常に優秀な薬が開発されたことによります(**表3**)。

　非ステロイド系消炎鎮痛薬(NSAIDs)は歯科臨床でもよく使われる薬剤ですが、おもな副作用として胃腸障害があり、PPIはその防止に有効です。それに対し、小腸などの下部消化管の障害にPPIが有効とはされていません。さらにNSAIDsとPPIの長期連用には、特発性細菌性腹膜炎や偽膜性大腸炎を含む腹部の感染の懸念がもたれています[9]が、そのような処方を受けている患者さんは決して少なくありません。

　胃酸はときに胃潰瘍などの疾患の原因になりますが、p.71やp.101でお話ししたようにビタミンB12やカルシウムなどの栄養素の吸収に必須

表❸ 胃酸の分泌を抑える薬

H₂ ブロッカー（1982 年）	胃粘膜にあるヒスタミン受容体にヒスタミンが結合するのをブロックして、胃液の分泌を抑制する	【商品名】ガスター、タガメット、ザンタック、など（※ 1997 年からは一定の条件下で薬局でも購入できる「スイッチ OTC」となっています）
プロトンポンプ阻害薬（PPI）（1991 年）	強力で、胃壁細胞のプロトンポンプに作用し、胃酸の分泌を抑える	【商品名】オメプラール、タケプロン、パリエット、ネキシウム、など
カリウムイオン競合型アシッドブロッカー（P-CAB）（2015 年）	さらに強力に胃酸を抑制する	【商品名】タケキャブ

のものです。そしてPPIの長期服用により、慢性腎臓疾患や健康寿命に影響を与えるさまざまな病態をもたらすとの多くの報告があります[10, 11]。

　転倒・骨折はADL（日常生活動作）と健康寿命の維持に大きく影響しますが、高齢女性でPPIの長期連用との関連をみた研究では、転倒と骨折での入院リスクが2.17倍、自己申告による転倒リスクが1.51倍でした。また、血清ビタミンB12濃度にも有意差がみられ、栄養素の吸収に影響が出ていることがうかがえます[11, 12]。加えて、p.98でお話したようにカルシウムの吸収低下からインプラントの予後にかかわるとの報告もあります。消化器関連だけではなく認知症との関連性なども本格的に調査されていて[13] 意外な影響がありそうです。私たちはこのような情報を踏まえて栄養指導などを行っていく必要があるでしょう。

●PPI連用の患者さんへの対応

　当然ながら歯科医師はPPIの処方医ではありませんので、単純に「飲まないほうがいい」という説明をしただけでは「歯医者でやめろと言われた」と受け止められトラブルのもとになりますので、慎重な対応が必要です。栄養アプローチはチーム医療が不可欠ですが、他の医療機関の処方薬についてはその内容や服薬期間、薬剤の対象疾患の状態などをしっかりと情報収集し、それが口腔の状態を左右すると考えられる場合には歯

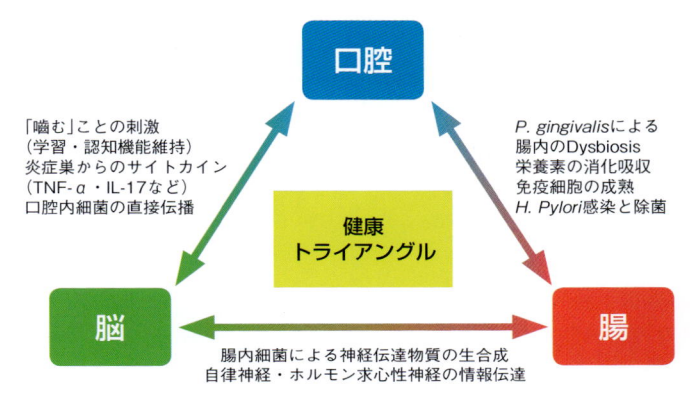

図❾　口腔・腸・中枢の相関の概略
口腔と中枢神経系、そして腸管は相互に関連しあっていて、そのどれ
かが不調になると他の２つの機能低下の原因となる

科医師がアドバイスするべきでしょう。その場合は、たとえば以下のよ
うなアプローチをします。医院全体でその情報を共有する必要があるの
は言うまでもありません。

　「この薬を飲んでいると、調子いいですか？　もうかなり長くお飲みな
んですね。このお薬はいろいろ副作用もあるらしいし、薬は少ないに越
したことはないから、そろそろ止める相談を(PPIを処方している)先生と
ご相談されたらいかがですか？　もしもご希望がおありなら、スムーズ
に止めるための胃に良いサプリ(グルタミンなど)もありますよ」

◉健康トライアングル

　これまでお話ししたことを含めて、口腔・脳・腸の相互的な関係を図
で表すと**図9**のようになります。この「健康トライアングル」のバランス
を崩さないようにすることが、「病的な老化」を防ぐことに繋がります。

　口腔の状態を整えることが、中枢神経の働きや免疫力を向上させるの
に必須であることが、ご理解いただけるのではないでしょうか。

【参考文献】

１) Matsumoto M, Kibe R, et al.: Cerebral low-molecular metabolites influenced by intestinal microbiota: a pilot study. Front Syst Neurosci Apr, 23, 7; 9: 2013.

2) Furusawa Y, Obata Y, et al.: Commensal microbe-derived butyrate induces the differentiation of colonic regulatory T cells. Nature. Dec 19: 504 (7480): 446-450, 2013.

3) Arimatsu K, Yamazaki K, et al.: Oral pathobiont induces systemic inflammation and metabolic changes associated with alteration of gut microbiota Nature. com Scientific Reports, 4828: 2014.

4) Zaric S, Bojic B, et al.: Periodontal Therapy Improves Gastric Helicobacter pylori Eradication. J Dent Res, 88 (10) : 946-950, 2009.

5) Petschow B, Doré J et al.: Probiotics, prebiotics, and the host microbiome: the science of translation. Ann NY Acad Sci, 1306: 1-17. 2013.

6) Kamada, T, Haruma, K, et al.: Time Trends in Helicobacter pylori Infection and Atrophic Gastritis Over 40 Years in Japan. Helicobacter, 20: 192–198, 2015.

7) Dane A. and Gurbuz T.: Clinical Comparative Study of the Effects of Helicobacter Pylori Colonization on Oral Health in Children. Pak J Med Sci, 32: 969–973, 2016.

8) Nisha KJ, Nandakumar K, et al.; Periodontal disease and Helicobacter pylori infection: a community-based study using serology and rapid urease test. J Investig Clin Dent, 7: 37-45, 2016.

9) Lim YJ, Chun HJ: Recent Advances in NSAIDs-Induced Enteropathy Therapeutics: New Options, New Challenges. Gastroenterol Res Pract, 761060, 2013.

10) Lazarus B, Chen Y, et al.: Proton Pump Inhibitor Use and the Risk of Chronic Kidney Disease, JAMA Intern Med, 2: 238-246, 2016.

11) Lewis JR, Barre D, et al.: Long-term proton pump inhibitor therapy and falls and fractures in elderly women: a prospective cohort study. J Bone Miner Res, 29: 2489-2497, 2014.

12) Thongon N, Penguy J, et al.: Omeprazole suppressed plasma magnesium level and duodenal magnesium absorption in male Sprague-Dawley rats, Pflugers Arch, 468: 1809-1821, 2016.

13) Batchelor R, Gilmartin JF: Dementia, cognitive impairment and proton pump inhibitor therapy: A systematic review. J Gastroenterol Hepatol, 8: 1426-1435, 2017.

【第3章】
Q&A 栄養療法を取り入れるには
──基本スタンスから小技まで

Q1. 患者さんに栄養の話をする「きっかけ」が摑めません。

Q2. 患者さんに栄養について関心をもっていただくには、どうしたらよいでしょうか？

Q3. 当院では血液検査を実施していません。栄養療法の導入は難しいでしょうか？

Q4. 忙しくて、栄養カウンセリングをする時間がありません。

Q5. 食事指導は具体的にどのように進めていますか？

Q6. 保険診療とサプリメント処方との関係は？

Q7. リスク管理として留意点はありますか？

Q8. サプリメントを選ぶときに、大事な基準はありますか？

Q9. どの程度の価格のサプリメントがよいのでしょうか？

Q10.サプリメント処方にあたっての注意点は？

Q11.院内に栄養療法を根づかせるには、何が大事でしょうか？

ここまで、歯科と栄養・アンチエイジングのお話をしてきました。この分野に興味をもち、臨床の現場にその視点を取り入れる意欲をもっていただける内容を目指してきたつもりです。

最近はさまざまな場で講演させていただくことも増えましたが、そこで受講者の皆様から多くのご質問・お悩みをいただきました。本章では、それらを踏まえて「臨床導入のポイント」をまとめていきます。

Q1. 患者さんに栄養の話をする「きっかけ」が摑めません。
A チャンスは院内のあらゆる場面で。そのために情報収集を！

当院でも最初から「栄養療法を受けたい」あるいは「アンチエイジング医療を受けたい」という方は、紹介などを除いてほとんどいません。口腔領域の一般的な主訴で来院された方に、さまざまなタイミングで栄養療法のご提案をすることになります。

それは初診に近いときもありますし、メインテナンスに入るタイミングのときもあります。そしてそれはチェアーサイドとは限りません。受付や待合室でのスタッフとの何気ない会話が、患者さんに耳を傾けていただく契機になります。その準備として、しっかりとした情報収集が大切です。

Q2. 患者さんに栄養について関心をもっていただくには、どうしたらよいでしょうか？
A 情報を引き出して「自分ごと」と思ってもらおう！

患者さんは普通、「むし歯と砂糖」は例外として、「口腔内の不調の原因がいろいろな栄養素の不足や過剰にある」とはまったく考えていません。「気づき」を得たり、私たちの話が「腑に落ちる」かどうかは、患者さんの情報をどれだけ集め、栄養の問題と結びつけられるかで決まります。

もし可能なら、口腔内の状態から不足の栄養素を予測し、関連する症状を「聞き出す、引き出す」問診ができると信頼に繋がります。たとえば、口腔内所見から潜在的鉄欠乏が疑われる場合、それに該当する身体症状の有無を確認することで「口の中を診るだけで、そんなことまでわかる

のですか」との感想をいただき、カウンセリングがスムーズに進むこと
もあります。そのためのデータとして、p.50「鉄欠乏で現れやすい症状
の例」などが役に立つでしょう。

Q3. 当院では血液検査を実施していません。栄養療法の導入は難しいでしょうか？

A まったく問題ありません！

「ウチでは血液検査をしていないし、採血にも自信がないのですが
……」という質問を多く受けます。しかし、採血をしていなくても、オー
ソモレキュラー的なアプローチは十分に可能です。

1．自院での採血・採尿

栄養解析に必要なデータを自由に設定できますが、保険外診療のため
全ケースに占める割合は少なくなります。

2．他の医療機関、人間ドックなどのデータを活用

初診予約時に他の医療機関の血液データの有無を確認し、あれば必ず
持参していただきます。新しいデータもその都度おもち願います。健康
診断の詳細なデータがある場合は、経年的な変化を追えることもありま
す。ただしその内容は差が大きく、つねに有用とはかぎりません。

3．臨床症状から処方する

たとえば潜在的な鉄欠乏の場合、口腔清掃が比較的良好なのに歯肉の
発赤が強い、口唇周囲の発疹、口角口唇炎があるなどの症状をしばしば
合併しています。そこをきっかけとして問診していくと、多くの該当す
る症状をもつ方が少なからず存在します。血液検査データがなくても、
臨床症状や問診からかなりの状況を摑むことができます。歯科外来での
栄養療法では最も多くなるケースです。

Q4. 忙しくて、栄養カウンセリングをする時間がありません。

A チームで取り組みましょう！

導入初期は歯科医師の主導も必要ですが、できるだけ早くスタッフと
ともに取り組む態勢をとることが定着の秘訣です。限られた時間で効率

的に情報収集を行うための質問票や、情報提供のための説明資料などを厳選して用意します。そして、それらの使い方を歯科医師や特定のスタッフだけが把握するのではなく、医院全体で共有していることが大事です。患者さんと私たちが栄養や食事、生活習慣の問題を共有するきっかけは、チェアーサイドに限らず院内でのあらゆる状況で考えられるからです。

　また、情報収集という意味でも、歯科医師とスタッフがペアで取り組む意義は大きいです。得られる情報の質が私のような男性歯科医師と女性スタッフでは異なる場合も多く、より多面的な分析が可能となります。医院全体で情報を共有するシステム（サブカルテなど）は必須です。「栄養療法チーム」の力量が試されるところです。

Q5. 食事指導は具体的にどのように進めていますか？

A まず白い糖質をカット！　同時に十分なタンパク質、脂質を。

　現代日本人は、ほとんどの方が糖質（甘み）の摂取過剰、タンパク質・食物繊維の摂取不足です。異性化糖などの質の悪い、精製度の高い糖質をまずやめていただき、その後過剰な糖質を減らすよう指導します。また、タンパク質を 1～1.5g ／kg／日程度、良質の脂質（オメガ3系など）をエネルギー不足にならないようにしっかりと摂取することをお話しします。これらはダイエット効果が期待できることも、有効な切り口になります。

　ただし糖質依存の強い場合、行動変容は簡単ではない場合も少なくありませんし、タンパク質、脂質の摂取も最初は十分にできないことも珍しくありません。食事指導は生活全般への指導であり、中長期的にはサプリメントの摂取よりも重要で、粘り強い対応が求められます。

本格的な食事指導を行う場合には「食事調査票」の記入を患者さんにお願いします。3日間連続で食事や間食の摂取時刻や内容を記入してもらうことで貴重な情報が得られますし、患者さん自身が「私、もしかしてタンパク質が足りない？」などと自覚を促しやすくなります。調査票をしっかり書くことが難しい場合は、食事を「写メ」してもらうだけでもかなりの内容を把握できますのでオススメです（**図1**）。

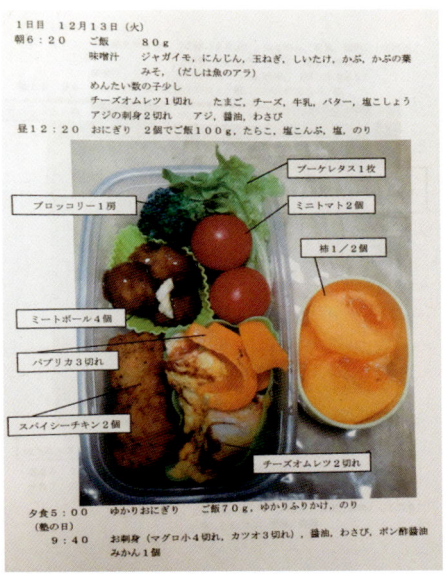

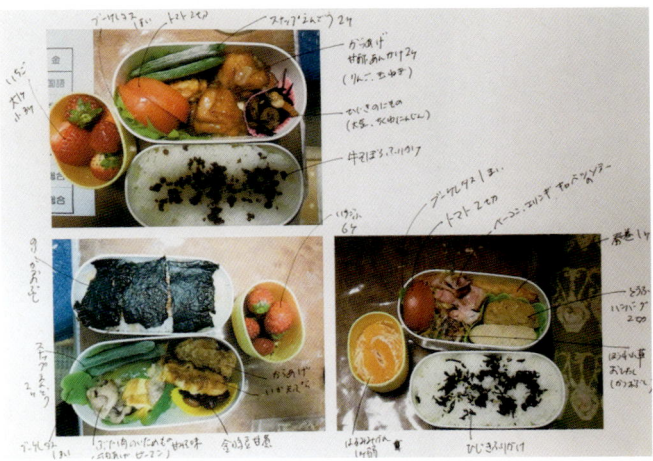

図❶　患者さんが持参した食事画像の例
詳細な説明がされているが、単なる画像だけでも情報はかなり把握できる。文章での食事記録が難しい方にはオススメ

※季節要因にも注意！　年末年始の例

　クリスマスから年末年始にかけては生活と食習慣が乱れやすいので、わかりやすいイラストや標語で啓発をすることも重要です（**図2**）。精製

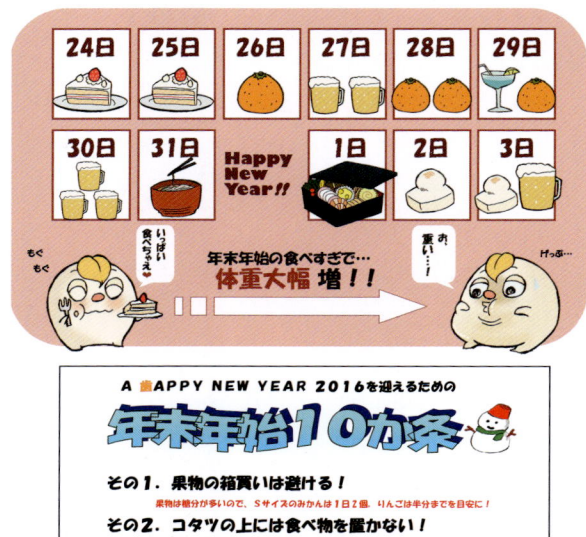

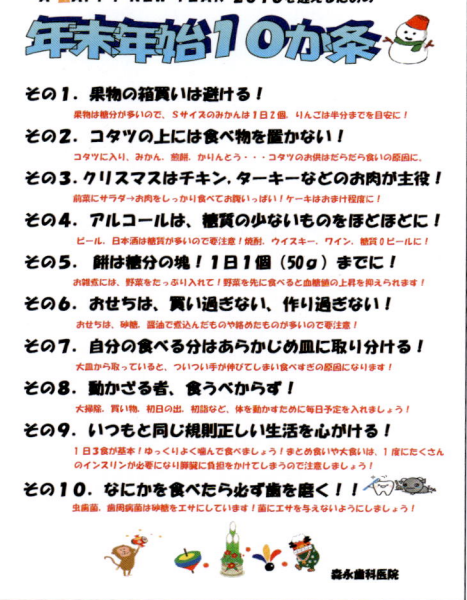

図❷ 啓発資料の一例（当院スタッフが制作）。年末年始は食生活が不規則になり、またケーキや餅、おせち料理などで糖質過多になりやすい。わかりやすい標語やイラストで啓発するのも有効

度の高い糖質は普段からなるべく避けてもらいますが、「お誕生日のケーキもいけません」などと禁止するようなことは通常ありませんし、ほとんどの場合、実現困難です。甘いお菓子は「ごほうび」として楽しむようにし、メリハリのある食生活を目指してもらいます。

- 患者：20歳、女性
- 主訴：奥歯の痛み
- 口腔内所見：多数のう蝕（一部は歯髄に達する）を認める。プラークの蓄積および歯肉炎の所見は著明ではない。急速なう蝕の発生は食習慣・生活環境の大きな変化の可能性を考えて問診すると、九州の実家を出て一人暮らしを始めて3年目とのことであった。
  - 好物はオムライス、コーン
  - 自炊はほぼしない、コンビニ
  - 食事はお菓子とジュースで済ませることも
  - 休日はほぼ部屋から出ないので食事しないこともある
- ある休日の食生活：朝食　抜き／昼食　抜き
  - 14時　グミ1袋、ポッキー8本くらい
  - 23時　コンビニおにぎり1個、ポテチ1袋、オレンジジュース200mL
- 考察：20歳という年齢、比較的良好な歯列とプラークコントロール、歯肉の状態にもかかわらず急激にう蝕が発生している状況を考えると、思春期までは比較的良好であった食生活・生活環境が、ここ数年で急激な変化が生じたのではないかと考えるのが妥当。現症だけではなく、「時間軸で診断する眼」をもつことも大事だと感じた症例である。

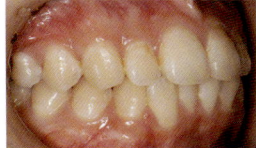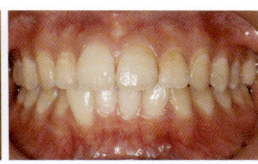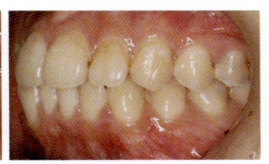

▲初診時の口腔内写真。歯列不正は比較的軽度。歯肉の炎症も著明ではない

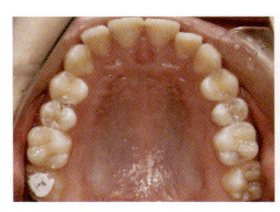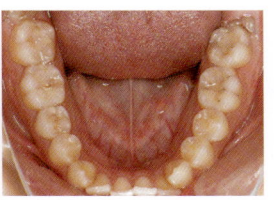

▲上下顎臼歯部と上顎前歯部の隣接面に多数のう蝕がみられる

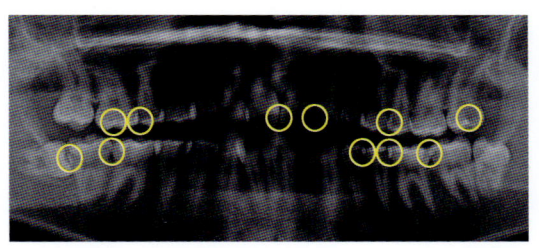

▲初診時のパノラマX線写真

Q6. 保険診療とサプリメント処方との関係は？
A 窓口販売は OK ！
　平成 26 年 8 月 28 日付の厚労省通知「医療機関におけるコンタクトレンズ等の医療機器やサプリメント等の食品の販売について」では、「当該販売が、患者のために、療養の向上を目的として行われるものである限り、以前から可能」とされています。歯ブラシや歯磨剤の窓口販売と同じ位置づけで問題ありません。ただし、有料の栄養カウンセリングを行う場合は、保険診療と同日には行わないようにします。

Q7. リスク管理として留意点はありますか？
A 歯科を起点にした栄養アプローチを ！
　最重要なのは、歯科での栄養療法・アンチエイジング外来は「歯科領域の症状を出発点とする」ということです。治療後に身体各所の症状が治癒・緩和するケースはよくありますが、それらはあくまで「歯科栄養療法の副次効果」だということをつねに意識して情報提供します。また、少額でもサプリメント代金は保険適用外であることを明確にしましょう。繰り返し説明しても薬剤と混同する方は存在します。当院では確認のための同意書をいただいています（図3）。

Q8. サプリメントを選ぶときに、大事な基準はありますか？
A まず、原材料表示の見方を学びましょう ！
　サプリメントの「質」にかかわる要素はたくさんありますが、まず押さえておきたいポイントのひとつに「原材料表示」があります。その表示のルールをおさえておきましょう。

1. 含有量の多い順に記載してあります。そのサプリの目的の成分の記載順が後方で、添加物などが最初に記載してあるなら、含有量は非常に低いと考えられます。

2. 「ビタミン B6」などと栄養素そのものが記載されていれば合成材料、天然由来であれば「ローズヒップ抽出物」などのように食物の名前が記載されています。天然由来のものは必要な栄養素を複合的に摂

図❸ メディカルサプリメントに関する同意書

取できるなどメリットも多いですが、価格は高くなりがち。一方、化学合成の原材料は精製の過程でコストを抑えると不純物が多くなるリスクもあるなど、一長一短があるので特徴をよく理解する必要があります。

Q9. どの程度の価格のサプリメントがよいのでしょうか？

A マルチビタミン・ミネラルなら 3,000〜10,000 円程度。

やはり、似通った製品で比較して極端に安いものは要注意。原材料や製造工程のコストは決して安いものではありません。しっかり作られた製品はそれなりの価格はするものです。多くのサプリメーカーは健康レ

ベルの底上げを目的にした、まんべんなく栄養素が摂れる「マルチビタミン・ミネラル」を用意していますので、上記の価格を参考にしてください。逆に、この価格帯を超えるものであればその明確な理由があるかどうか、しっかり確認しましょう。

Q10. サプリメント処方にあたっての注意点は？
A 十分な説明で疑問・不安を取り除こう！

　栄養療法で用いるサプリメントは非常に高品質なため、ドラッグストアなどの製品より高価なものが多くなります。その差を理解できず安価な市販品に変えてしまうと十分な効果が得られない場合も多く、「やはりサプリメントは効かない」との誤解を与えてしまいます。ポイントは、「そのサプリメントが必要な理由を栄養学的に明確に説明できているか、摂取開始後にきめ細かくフォローできているか」ということです。

　たとえば、「胃がもたれる気がする」などの定型的な不快症状には、スタッフ全員が標準化された回答をできることが来院者の不安を取り除きます。たとえばビタミン B2 摂取時に黄色尿となるのは、私たちには当然でもそれすら不安に感じる方もいます。事前に説明があれば、信頼関係を増すことができます。

Q11. 院内に栄養療法を根づかせるには、何が大事でしょうか？
A 学んだら、まず自分たちで実感しよう！

　栄養療法はチーム医療です。導入には院長の決断が必須ですが、それだけでは無理があります。スタッフの知識レベルを底上げするために、医院内外での研修が必要です。そして、自分自身や家族、患者さんが栄養療法の成果を実感していることが説得力を生みます。まずは歯科医師の先生方にしっかりとした知識を身につけていただき、スタッフのみなさんに伝えていただければと思います（**図4**）。その後は患者さん向けセミナーなどの開催が理想ですが、ハードルが高いようであれば院内掲示や配布物などを利用して啓発するのも有効です。

　筆者がこれまで抗加齢医学や栄養療法を学び、現在も情報収集をして

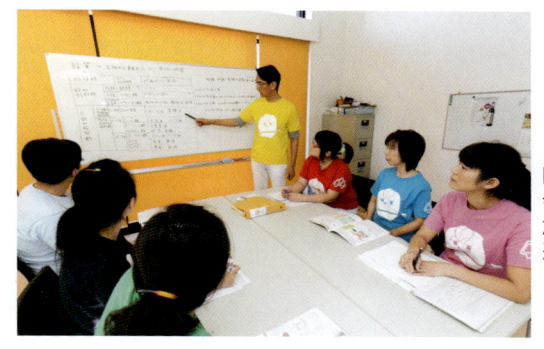

図❹　栄養療法の院内勉強会を定期的に開催。理論に加えて実際の患者さんの経過を共有することでスタッフの納得感が得られ、それが次の患者さんへの説得力となる

表❶　筆者が抗加齢医学・栄養療法を学んでいるおもな学会・研究会など（五十音順）

名称	説明	URL
A4M[※] （The American Academy of Anti-Aging Medicine）	1993 年創立の世界最初、そして最大のアンチエイジング医学の学会。毎年 12 月にラスベガスで年次総会を開催。2019 年 10 月には日本でのカンファレンスの開催が決定した	https://www.a4m.com/ http://www.a4m.jp/
AAOSH （The American Academy for Oral Systemic Health）	口腔と全身の健康の深い関係の認識を広げることを目的に 2010 年に設立。医科歯科連携を積極的に取り組み、医科学会と合同で学会開催している。Web セミナーも受講できる	https://aaosh.org/
オーソモレキュラー栄養医学研究所	検査データに基づいた栄養療法についての各種研修プログラムが用意されている（代表理事：溝口徹氏・医師）	https://www.orthomolecular.jp/
点滴療法研究会[※]	アンチエイジングにかぎらず、点滴療法に代表されるさまざまな代替医療を幅広く学べる。会長の柳澤厚生医師は国際オーソモレキュラー医学会の会長を兼任する	https://www.iv-therapy.org/
日本アンチエイジング歯科学会[※]	2005 年に改組・設立された歯科でのアンチエイジング専門学会。容姿、生活、寿命の管理を目標に数多くのセミナー・講演会を開催。スタッフ向けのプログラムも充実している（会長：松尾 通氏・歯科医師）	http://www.jd-aa.net/
日本抗加齢医学会[※]	2001 年設立の国内最大のアンチエイジング医学会。専門の垣根を超えた活動を目指しており、会員数は 8 千人を超える。歯科系の会員が多いことでも知られる	http://www.anti-aging.gr.jp/

※筆者が認定医などを取得しているもの

　いる学会・研究会などを**表1**に示しますので参考にしてください。

　また、ここまでお話ししてきた口腔領域の疾患・病態と栄養素の関係をまとめると、**表2**のようになります。

表❷　口腔領域の疾患と栄養素

対象となる疾患	ターゲットとなる機能・代謝と栄養素
血糖調節障害 （高血糖）による 歯周組織のダメージ	• 糖質代謝（ビタミンB群、食物繊維） • インスリン合成・分泌（ビタミンD、Caなど） • 低血糖症によるホルモン分泌異常（Mg）
う蝕	• 唾液緩衝能（Zn） • 唾液分泌（ビタミンC、CoQ10、ビタミンD、ビタミンE） • 糖質代謝（ビタミンB群、ビタミンD、クロムなど）
歯周病 （慢性炎症）	• 免疫力向上（ビタミンC、ビタミンD、ラクトフェリン、食物繊維、プロバイオティクス） • コラーゲン合成（ビタミンC、鉄など） • 抗炎症（ビタミンC、ω3脂肪酸）
口内炎・口角炎・口唇炎 など	• 細胞の分化・粘膜の再生（亜鉛、鉄、ビタミンA、ビタミンB群、タンパク質など）
食いしばり、歯ぎしり	• 夜間の血糖調節障害・その他ストレス（糖質・ビタミンB群）
根管治療	• 抗感染・抗炎症（ω3系脂肪酸、ビタミンC） • 症状が消えず根管充塡できない場合など、NSAIDsの長期連用を避ける
外科処置（術前・術後）	• 抗感染（ビタミンA、ビタミンC、CoQ10、ビタミンB群、ラクトフェリン、グルタミン） • 治癒促進（ビタミンC、鉄、アミノ酸、コラーゲンペプチド）

☆オーソモレキュラー栄養療法をさらに学びたい方のために

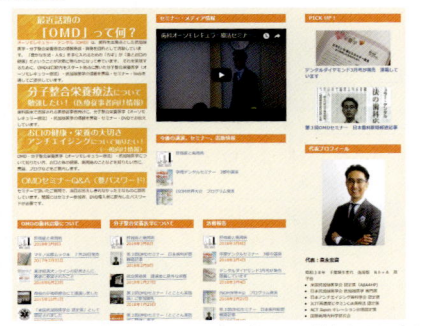

オーソモレキュラー・デンタルのWebサイトでは、栄養療法や抗加齢医学のトピック、セミナー情報などを公開しています。興味のある方はご覧いただければ幸いです。
http://orthomolecular-dental.jp/

【第4章】
歯科こそ抗加齢医学のフロントランナー
——オーソモレキュラー栄養療法の将来展望

全身の健康を考えるうえで、これまで歯科臨床と栄養のかかわりや、タンパク質・脂質・糖質の三大栄養素、各種ビタミン・ミネラル、そして腸内環境についてお話ししてきました。本書の最終章ではそれらを踏まえ、歯科臨床での抗菌薬の使用法についての考え方と、それを応用した歯周治療によって全身の慢性炎症が軽減したデータを紹介します。また、食事とサプリメントで血糖コントロールと炎症が改善傾向に向かったケースを提示したいと思います。

●歯周病と全身疾患

　歯周病が糖尿病や低体重児出産のリスク因子であることが、多くのエビデンスからあきらかになっているのはご存じだと思います。さらに近年では、これに加えて脳卒中や冠動脈疾患などの動脈硬化性疾患、リウマチなどの自己免疫疾患、そして認知症なども「炎症」と関係が深いことがわかってきました（図1a）。しかもその原因は、急性炎症ではなく、むしろ慢性炎症であることも判明しています。そして、このなかでも重要な位置を占めるのが歯周病なのです（図1b）。

●アメリカと日本の医科歯科連携事情

　アメリカでは、循環器系の疾患がわが国以上に多く、循環器疾患と歯周病が深くかかわっているというのは、異論もあるものの、医科歯科共通の認識となっています。そのため、医師たちは歯周病を非常に重視しています。実際、アメリカでは2009年に、心臓病と歯周病の学会誌の編集を担う専門家が、合同で医師向けの勧告を詳細な推奨リストとして発表しています[1]。「動脈硬化性疾患の治療では、患者が以前に歯周病と診断されていれば、歯科医師と綿密に連携する必要がある」、「中等度以上の歯周病の患者には、歯周病が動脈硬化性疾患と関連があることを知らせるべきだ」、「歯周病患者の医学的評価に動脈硬化性疾患のリスク、心臓発作による突然死の家族歴、糖尿病、高血圧、脂質異常症などを含めるべきだ」といったリストは、重要度別にランクづけされており、心臓病の患者を担当する医師はそれに沿って検査、診断、治療が進められるよ

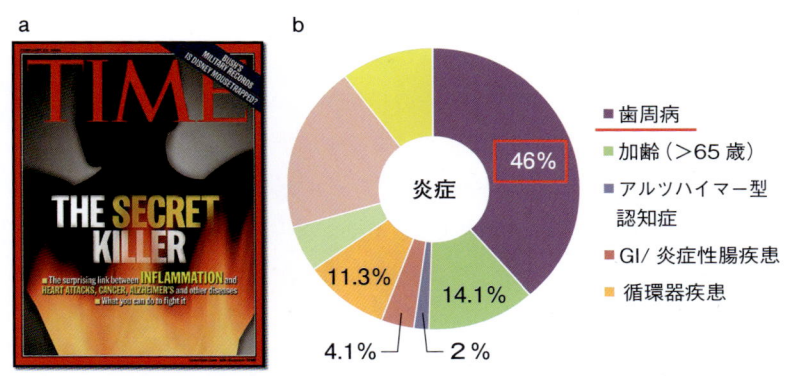

図❶ a：米国では慢性炎症をTHE SECRET KILLER（秘密の殺人者）とし、生活習慣病の原因であるという認識が社会的なコンセンサスとなっている。2004年に米国の雑誌「TIME」の表紙を飾ったことからもそれがわかる。b：慢性疾患とリンクする炎症のうち、関与の度合いが最も強いのが歯周病である（J.Troup PhD：A4M World Congress 2015. Specialty Workshopより引用改変）

うになっています。

　わが国では歯科医師向けの論文は多数発表されていますが、この領域での「医科歯科連携」を目指した学会勧告などはまだ発表されておらず、その意識は十分には浸透していないのが現状です。

　歯周病が全身疾患、未病に関与していることを理解している医師は、わが国ではまだまだ少数派ですし、歯科関係者ですらそれを積極的に情報発信している人は多いとはいえず、強く反省せざるを得ません。これでは、健康寿命を延ばして患者さんたちに豊かなシルバーライフを送ってもらうサポートをするのは、難しいのではないでしょうか。

●抗菌薬が与える影響

　あなたの医院でも、患者さんに「化膿止めは飲みたくありません」と言われた経験はないでしょうか？　その気持ちはわかるものの、何も処方しないのは不安だと考える先生も多いと思います。

　歯科臨床に携わる私たちにとって、抗菌薬は必要不可欠です。口腔領域に限らず、細菌感染が原因の急性炎症に対する抗菌薬の臨床的価値は、極めて高いといえるでしょう。

　しかし、慢性炎症への処方として考えたとき、あるいはインプラント

埋入のように、もともと感染がない場所への外科処置に対して考えるとどうでしょうか。抗菌薬は病原菌の殺菌作用だけでなく、腸内の善玉菌なども減らし、腸内環境を変化させてしまいます。服用するだけのベネフィットが、リスクを上回ると自信をもっていえるでしょうか。

p.106の「腸と脳、口腔の健康トライアングル」でも取り上げたように、近年は全身の免疫機能の調整や神経機能（腸脳相関）、エネルギー産生などを維持するうえで、腸内環境を健康に保つことが非常に重要であるとあきらかになっています。抗菌薬の使用が腸内環境を乱し、消化吸収や免疫機能に悪影響を与えるという懸念は拭えません。しかし、「抗菌薬による感染源の制御」ではなく、「栄養素・サプリメントによる免疫力・治癒力の賦活」という選択肢をもっていれば、臨床の幅を拡げられます。

●消化・免疫に重要なグルタミン

当院では腸内環境を保ち、抗菌力・免疫力を高めるために、抗菌薬でなくサプリメントを用いることも少なくありません。たとえば、グルタミンのほか、ラクトフェリン、ビタミンCなどを頻繁に用います。

グルタミンは非必須アミノ酸ですが、非常に多彩な働きがあり、生体で需要が大きい栄養素です[2]。そのなかでもとくに重要な役割として、消化管（小腸）上皮細胞と、免疫系細胞の最大のエネルギー源であることが挙げられます。グルタミンが不足すると腸壁が薄くなり、細菌や異物が侵入しやすくなったり、腸管の免疫機能に影響を及ぼたりします。その結果、食物アレルギーなどの原因になるといわれています[2]。

●歯周病に対する3DS除菌療法

歯周病に対する当院の3DS除菌療法は、p.110で紹介したように、抗菌作用をもつラクトフェリンと、このグルタミンをサプリメントで併用しています。

また、当院では3DSに抗真菌薬を併用する「歯周内科」を実施していますが、歯周病原性細菌の感染を除去するという目的については、スタンダードな歯周治療と差はありません。その大まかな内容を下記に示します。

【治療前後に行うこと】
- 位相差顕微鏡による口腔内細菌の状態の評価
- リアルタイムPCR法によるRed Complexなどの定性・定量的評価
- 血液検査・尿検査によるオーソモレキュラー的栄養解析と炎症の評価
- 医療用体組成計による筋肉量、体脂肪率などの把握による食事指導

【内服】
アジスロマイシン（抗菌薬）500mg／日 を３日
＋グルタミン6,000mg／日 を30日（食後）
＋ラクトフェリン600mg／日 を30日（食後または食間）

【口腔内】
- 抗真菌薬（AMPH-B）による歯磨き＋マウスピースとグルコン酸クロルヘキシジンによる３DS除菌療法（１回10分、１日２回）＋非外科的な歯周治療（歯石除去・SRP）

●全身の慢性炎症を把握する大注目の検査

　NHKの人気テレビ番組「ガッテン！」は健康問題を多く取り上げることで知られていますが、2017年５月の放送で「めざせ健康長寿　大注目の検査はこれだ！」と題して、一つの検査項目が取り上げられました。それが「高感度CRP」です。

　Ｃ反応性蛋白（CRP）は、炎症の有無を調べる基本的な血液検査項目の一つです。体のどこかに急性炎症が起こると、血中タンパク質が24時間のうちに急増して通常の1,000倍もの濃度になるため、これまで発熱を伴うような感染症の目安として使われてきました。ところが最近では、動脈硬化やがん、認知症などの発症には、前述の歯周病と同様に急性の強い炎症ではなく、慢性の小さな炎症が関連していることがわかってきました。その検出を可能にしたのが「高感度CRP」で、これまでの約1/10の量でも正確に測定できるようになりました。現在では、慢性の炎症の度合いなどを知るための検査としても使われています。

　広島大学などが行った共同研究（Hiroshima Study）[3]では、歯周病の治療をするとCRPの数値が下がるという臨床データを報告しています。

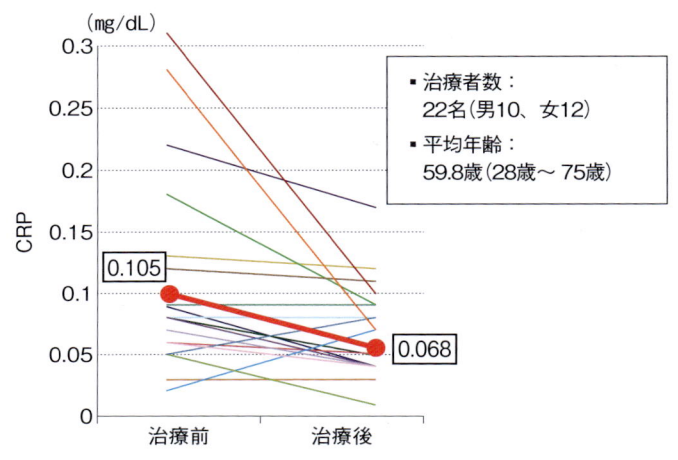

図❷　3DSと抗菌療法により、歯周病のCRPが改善する傾向がみられた

　それは、重度の歯周病に罹患している糖尿病患者は、抗菌薬を使った歯周治療により、糖尿病の目安であるHbA1cが改善したという内容です。そして、それと同時に高感度CRPが改善している、つまり全身的な炎症が減っていることも注目に値します。実際のところ、糖尿病が改善していることばかりが話題となっていて、CRPの低下があまり注目されないのが残念です。

　当院が行った治療データでは、HbA1cが5.0〜6.5％（平均値約5.7）の正常〜糖尿病境界域の対象者に、前述の3DSとサプリメントを用いた歯周病の抗菌療法を行うことによって、高感度CRPが改善する傾向がみられます（図2）。総合的にみて、「歯周病を改善することは、がんや認知症、生活習慣病などのリスクを小さくする」というエビデンスを示すことができつつあるといってよいと思います。

【参考文献】

1 ）Friedewald VE, Kornman KS, et al.: The American Journal of Cardiology and Journal of Periodontology editors' consensus: periodontitis and atherosclerotic cardiovascular disease. J Periodontol, 80: 1021-1032, 2009.
2 ）Wang B, Wu G, et al.: Glutamine and intestinal barrier function. Amino Acids, 47: 2143-2154, 2015.
3 ）広島県歯科医師会 Hiroshima Study 実行委員会：Hiroshima Study 結果報告書. http://www.hpda.or.jp/hiroshima_study/hsr.pdf
4 ）Sen S, Giamberardino LD, et al.: Periodontal Treatment to Eliminate Minority Inequality and Rural Disparities in Stroke. Stroke, 49: 355-362, 2018.

歯周病が脳卒中と関連？

　アメリカでの平均年齢62.3歳、約6,700名の大規模観察研究で、歯周病が脳梗塞などのリスクに関連すること、また定期的な歯科受診がリスクを減らす可能性があるとの報告がありました。アメリカ心臓病学会が発行する『Stroke』という、非常に権威ある学術誌の論文[4]です。

●中等度の歯周病でも2倍近くの危険度

　隣接面での3mm以上の付着喪失、4mm以上の歯周ポケット、BOP、PI、GI、喪失歯数、補綴状況など歯周病の状態は詳しく評価されています。さらに脳卒中の発症に影響する人種、性別、年齢、他の生活習慣病の有無、教育レベルなどの因子を考慮に入れて検討しました。その結果、驚くべきことに7段階に評価したうちの中等度歯周病で、すでに脳卒中の危険度（ハザード比）が1.86と2倍近くに達していることがあきらかになりました。

　もちろん、歯周病が進むに従って危険度は上昇し重症の歯周病では2.20となるのですが、中等度ですら2倍近くなるというのは、壮年期以降の歯周病の罹患率が8割という現実を考えれば注目すべきでしょう。歯科に携わる者としては、この情報をどう活かして啓発に繋げるか、考えどころですね。

●定期歯科受診で脳卒中リスク23％減！

　そして定期健診です。さらに範囲を拡げた調査で、脳卒中の既往がない1万例以上を15年間追跡調査したところ、定期歯科健診を受けていた群（6,670例）は受けていない群（3,692例）に比べて脳卒中リスクが0.77に低下したとのこと。23％も減ったというのです。脳卒中に伴う個人と社会の損失を定期健診で回避できるとしたら、費用対効果としてすばらしいと思いませんか？

　この研究は「観察研究」という手法で、「歯周病を治療したら、確実に脳卒中が減らせる」というような因果関係を示すところまではいきません。ですが、これからエビデンスを積み上げていくのに役に立つ、重要な結果です。さらなる研究に期待したいと思います。

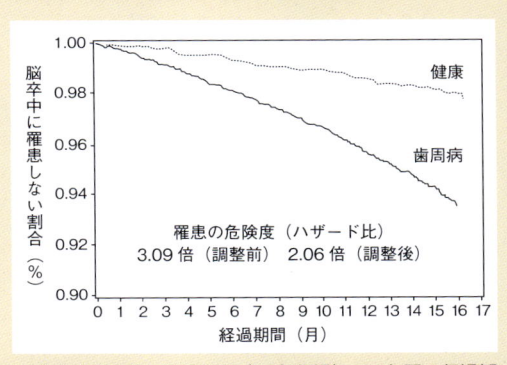

▲虚血性脳卒中の罹患状況（15年経過）。15年間の経過観察期間中での虚血性脳卒中にかかる危険度は、単純な比較（調整前）では3倍、さまざまな要因を考慮した結果（調整後）でも2倍を超える（参考文献[4]より引用改変）

口腔内所見から栄養アプローチを行い、血糖値が改善し降圧剤が不要になったケース

- **患者**：女性・68歳
- **現症・所見**：以前よりメインテナンスを定期的に継続していたが、内科にてHbA1cの悪化を指摘され、投薬治療を勧められた。しかし、服薬を希望せず、当院来院時に相談を受けた。口腔内にも高血糖による所見を認めたため、食事とサプリメントによる治療を提案した。
- **治療**：
- 4mm程度の歯周ポケットがみられた。また、高血糖を反映したと思われる歯肉の炎症が観察された（a）。
- 血液検査所見から、オーソモレキュラー（栄養療法）的解析を行い、高血糖による酸化ストレスが亢進している状態と診断。サプリメントの摂取を指導した（b）。

> ビタミンB群：糖質の代謝とエネルギー産生
> ビタミンC：抗酸化と免疫力向上、コラーゲン代謝促進など
> ビタミンE：細胞膜の抗酸化
> ビタミンD：糖代謝・ミネラル代謝、免疫力向上など
> プロテイン：タンパク量の確保

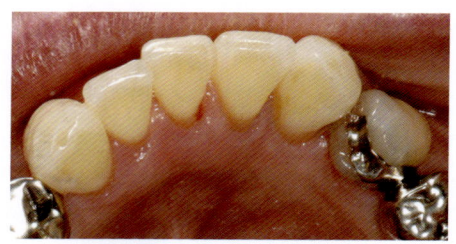

a：食事指導開始時の下顎前歯舌側面観。歯肉の表面性状に凸凹不正がみられる

項目	
FBS（mg/dL）	139
HbA1c（%）	7.9

※FBS：空腹時血糖

栄養素	1日量
VB群	B_1：150mg B_2：150mg B_6：150mg など
VE	d-αトコフェロール：400IUなど
VD_3	VD_3：4,800IUなど
VC	VC：1,200mg αリポ酸：48mg
プロテイン	10g

b：血液検査データ・処方栄養素

▪ 指導：低糖質・高タンパク質の食事を指導。１食当たりの糖質量を40ｇ程度、タンパク質量は1.2ｇ／kg／日を目標とした。指導７ヵ月後の血液検査所見では、HbA1cは糖尿病境界域まで低下し、その他の血糖関連の指標も改善した（ｃ）。

また、血管内皮の酸化ストレスが軽減し、降圧に繋がったのか、降圧剤（Ca拮抗剤）の服用も不要となった。さらに歯肉性状も改善がみられた（ｄ）。

HbA1cの変化をｅに示す。また、この間、積極的な歯周治療は行っていない。

項目	食事指導直後	食事指導７ヵ月後
FBS（mg/dL）	139	125
HbA1c（%）	7.9	6.5

FBS：空腹時血糖
※体重49kg → 45kg
※降圧剤（Ca拮抗剤）２ヵ月前から中止
ｃ：食事指導７ヵ月後の血液検査データ

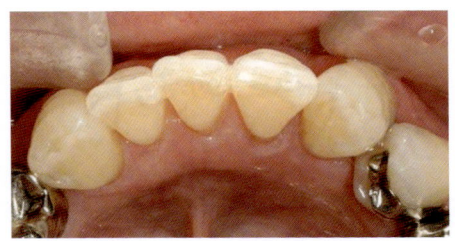

ｄ：食事指導、サプリメント摂取７ヵ月後。歯肉形態に改善がみられる

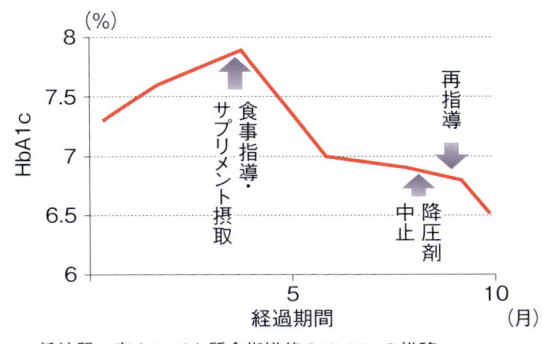

ｅ：低糖質・高タンパク質食指導後のHbA1cの推移

column 15

歯科健診が医療・介護給付費を抑制

◉要介護状態では、口腔ケアは必須

　介護が必要な高齢者の肺炎から検出された細菌を調べると、口の中の細菌と一致することから、「口の中をキレイに保てば、誤嚥性肺炎を予防できるのではないか？」との考えから2年間の追跡調査を実施されました。すると、口腔ケアをした場合は、しない場合と比較して40%肺炎の発症率が下がる（19%→11%）ことがわかりました。肺炎はQOLを著しく低下させることから、要介護状態にならないように対策する「介護予防」の視点からも注目されています。

◉健診に来ていると、肺炎になりにくい

　8020推進財団と徳島県歯科医師会が共同で行った研究によると、徳島市在住の75歳以上の後期高齢者に、「肺炎の既往と定期的な歯科健診の有無」のアンケート調査をしたところ、「過去1年間に肺炎になったことがある」人は歯科の定期健診を受けている割合が25%だったのに対し、「肺炎になったことがない」人の57.7%が健診を受けていました。受診率で倍以上の開きがあったことになります。後期高齢者は定期的に歯科を受診し、口の中の状態を良好に保っておけば肺炎の原因になる口腔内の細菌を少なくでき、たとえ多少の誤嚥があっても肺炎になる危険を減らすことができそうです。

◉医療経済の面からも大きな意味が

　さらに興味深いデータが同じ調査から得られています。定期的な歯科健診と医療・介護給付費との関係です。健診を受けている方の歯科医療費は、受けていない方と比較すると1万7千円ほど高かったのですが、医科の医療費は11万7千円低く、介護給付費にいたっては18万8千円も低い結果でした。2万円足らずの費用の差で、30万円以上の医療・介護費用に影響が出てくると思われるのです。これまでいくつかの調査で歯科医療費と医科医療費の関係は同じような結果が出ていましたが、定期的な歯科健診の有無と医科医療費、さらには介護給付費との関係についてもハッキリした結果が出たのは、歯科はもちろん、他の医療・介護職への情報提供として非常に意味のあることだといえるでしょう。

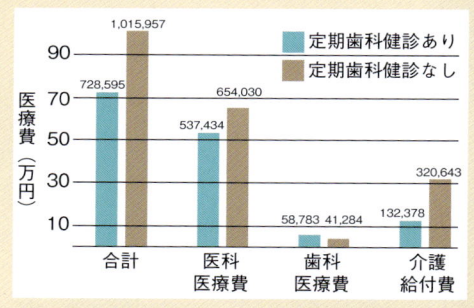

▲徳島市在住の75歳以上の後期高齢者の医療費と介護給付費、定期歯科健診の関係。歯科の定期健診を受けることで歯科医療費は約1万7千円増加するが、医科医療費と介護給付費の合計は30万円以上減少する（徳島県歯科医師会・8020推進財団の共同研究）

　私が栄養療法や抗加齢医学に関心をもったきっかけは、「治しても治しても、悪化を防げない人がいる。それはなぜか？」ということでした。

　そこで立ち止まってさまざまなリスク因子を考えたとき、自然に辿り着いたのが歯科から全身の健康を考えること、そして食事と栄養だったのです。大学卒業後、東京医科歯科大学の口腔外科に入局して病棟勤務も経験し、口腔を通じて全身管理をする研鑽を積ませていただいたことも少なからず影響しているかもしれません。

　日本抗加齢医学会は、抗加齢医学（アンチエイジング医学）を「元気で長寿を享受することを目指す理論的・実践的科学」と定義しています。

　この「元気で」というのは、肉体的にだけでなく精神的にも「元気」であることを指します。この身体と精神の「元気」を守り、獲得していくために歯科が貢献できる局面は超高齢社会に突入したわが国には無数にあり、その重要性は増すばかりです。歯科・医科・介護を問わず臨床・生活の現場でこの認識が「常識」となっていくよう、これからも国内外の情報を収集し、情報発信と実践に微力を尽くしていければと思っています。

2019 年 3 月

森永宏喜

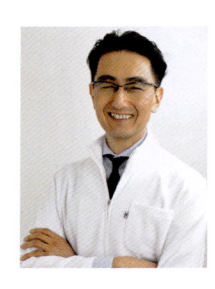

●著者プロフィール

森永宏喜（もりなが　ひろき）

1963 年　千葉県生まれ
1988 年　東北大学歯学部卒業
1992 年　森永歯科医院 継承（千葉県・南房総）
2015 年　アメリカ・アンチエイジング医学会 認定歯科医師（日本人初）
2017 年　オーソモレキュラー・デンタル（OMD）代表

点滴療法研究会ボードメンバー
日本アンチエイジング歯科学会常任理事
日本抗加齢医学会専門医
著書：『全ての病気は「口の中」から！―歯が痛くなる前に絶対読む本』（さくら舎）

歯科からはじめるアンチエイジング栄養学

発 行 日——2019 年 4 月 1 日　第 1 版第 1 刷
著　　　者——森永宏喜
発 行 人——濵野 優
発 行 所——株式会社デンタルダイヤモンド社
　　　　　　〒 113-0033
　　　　　　東京都文京区本郷 3-2-15　新興ビル
　　　　　　TEL　03-6801-5810 ㈹
　　　　　　https://www.dental-diamond.co.jp/
　　　　　　振替口座　00160-3-10768
印 刷 所——能登印刷株式会社